K·S·R·C·T

Kubokura method

Super

Root

Canal

Treatment

久保倉式
スーパー根管治療

医療法人社団 敬友会 理事長
歯科医師 久保倉 弘孝

はじめに

　根管治療は多くの歯科医院でルーティンワークとして行われている。歯の寿命を大きく左右する重要な治療法であるにもかかわらず、「コツコツとまじめに取り組んでもエンド（根管治療：endodontics）がうまくいかない」という声をよく聞く。

　根管治療はたしかに難しい。私も長年悩んできた。大学で学んだ基礎知識やスキルだけではうまくいかず、根管形成、根管充塡（以下、頻出する際は適宜「根充」と略記）の試行錯誤を繰り返した。アメリカに渡り、主流となっている根管充塡法である CWCT（continuous wave condensation technique）も学んだ。マイクロスコープやラバーダムもいち早く採り入れている。

　そして思うのだ。どれだけ設備・機器を整えようと治療が成功するとは限らない、根管治療成功の秘訣は治療の明確な指針と手技にあると。

　複雑で、ふたつと同じ歯はない個人差の大きい根管系の治療において、かつて学んだ基礎知識やスキルだけでは太刀打ちできない症例が多々ある。しかし、それだけが根管治療が失敗する原因ではない。前提となっている歯科医療教育に問題はないだろうか。指針が不明確な根管形成法、当を得ているとはいえない根管充塡時期、側方加圧根管充塡法（ラテラルコンデンセーション：lateral condensation）による根管充塡に問題はないだろうか。

　例を挙げると、大学教育では根管充塡の時期の指針に「打診痛の消失」という項目がある。ところが根管治療を行っているほとんどの歯は打診痛があると思って差し支えない。つまり、「打診痛の消失」を根充時期の指針としている限り、いつまで経っても根充できず、綿栓交換をひたすら続けることになり、根管内は相当の細菌感染をきたす。細菌感染が進めば打診痛もさらに消失しなくなるから、今さら抜歯もできずに延々と治療が続くのだ。また、「排膿や浸出液の消失」も大学で習った根充の条件に入っているが、歯髄が細菌感染していない抜髄の場合、排膿や浸出液の存在はまず考えられない。排膿、浸出液ともに念頭から消し去ればよいのだが、訳がわからず根管治療を続けることによって、かえって感染根管にしてしまうことになる。

　治療の指針が誤っていれば、具体的なゴールをイメージできず、ゴールが見えないから根管治療を続けるという結果になるのではないだろうか。

　私が本書の出版を決意したのは、もちろん大学教育批判のためではない。私が悩み、試行錯誤の末に20年以上かかって確立した久保倉式Super Root Canal Treatment（スーパー根管治療／以下、K.SRCT）の治療指針と治療スキルを、根管治療で悩んでいる歯科医師の先生方の供覧に付すためである。

　大学で教えている側方加圧根管充塡法では、ほとんどがきっちり根充できていない。よっ

て、K.SRCT は根充を特に重視する。当医療法人社団敬友会の症例では、しっかり根充できれば、多少の浸出液が出ていた根管でも治癒している。患者さん自身の自己治癒力スイッチを入れられるのが K.SRCT なのだ。

　K.SRCT では、根管形成を数値化して明確に示し、　実態に合わない「打診痛の消失」や「排膿や浸出液の消失」を根充の時期の診査項目にしていない。適正に根管形成できれば、根充を行う。ひとことでいえば「明確な目標とシンプルなプロトコル」が K.SRCT の特徴といえる。

　大臼歯でも 3 回の治療で終了。さらに、歯肉に腫れや痛みがあろうが、歯周病（ペリオ）の治療がしっかりできていれば、サイナストラクト（フィステル、瘻孔）が消えていなくても、根充すれば速やかに消失し、打診痛も 1 週間ほどで解消する。

　本書は臨床医としての経験と当会での症例を主として記述しているため、エビデンスが薄い部分もあるが、多くの比較研究の信頼性については正直疑問もある。根管治療の場合、実験室で行った in vitoro の結果をそのまま生体にあてはめる無理があると思うし、前述したように根管系は複雑なうえ個体差も大きく、術者のスキルは治療の可否を左右する重要な要素でもある。つまり、症例を同一の条件下で比較することが非常に難しい。

　エビデンスに従わないといっているのではない。当然エビデンスも大事だが、結果が伴わなければ意味がないと思うのだ。根管治療のテキストは多く出回っているが、予後良好な症例を歯科用 CT（以下、CBCT）で紹介した本はあまりないのではないだろうか。

　本書では、K.SRCT の治療指針を示し、基礎技術を解説するとともに、当会で K.SRCT を行った臨床例のなかから 33 例を選んで、症例集として紹介している。ごまかしの利かない CBCT 写真を主とした症例写真を見ていただければ、根尖病変が治癒し骨が再生していることをご理解いただけるものと思う。

　私の経験では歯根破折や穿孔（パーフォレーション）がなく、根尖が大きく破壊されていなければ、歯根端切除術のような外科治療をしなくても、根充をした感覚で骨が再生できるかどうかがおおよそ予測がつくようになった。根管治療後に骨が再生するということは、抜髄歯に同様な治療をした場合に骨が減らない、つまり根尖病変をつくらないことを意味する。

　残念ながら日本の根管治療は満足な状況にあるとはいえない。予後不良から根尖病変をつくっているケースが多く見られる。その要因は誤った治療法がスタンダードとなっていることにあると私は考えている。

　本書が根管治療で日々悩んでいる諸先生方のお役に立てればこれに勝る喜びはない。

K.SRCT の代表的な症例

症例に関しては「Part 3　K.SRCT 症例集」で詳述する。その前に、まずデンタルエックス線写真およびレントゲンをご覧いただきたい。

根尖の封鎖ができれば、1回の治療で治癒する

※詳細は 124 ページ参照

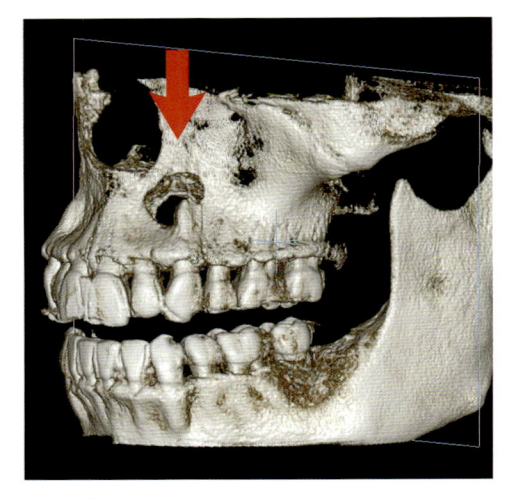

【術前】

レジン充塡を受けたというが、治療を受けた時期の記憶はなく、上顎左側犬歯の根尖部に直径 1cm 程度のレントゲン透過像を認めた。

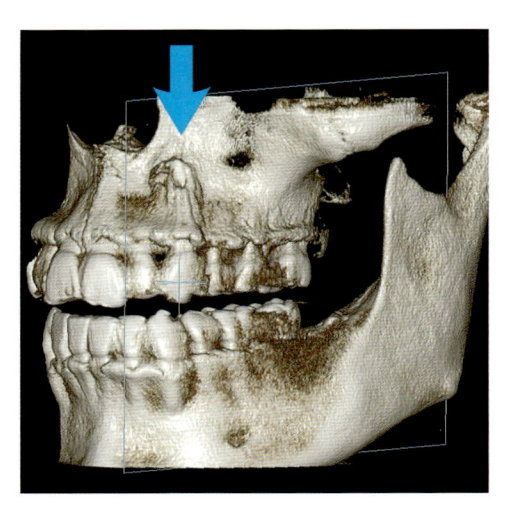

【K.SRCT　術後】

根管充塡 3 か月後と 1 年後に CBCT 撮影。3 か月後のボリュームレンダリング画像で口蓋側の骨欠損部の改善が見られ、1 年後には根尖部周囲の骨もかなり改善していた。

大きな根尖病
変も治癒して
いる症例

※詳細は 126 ページ参照

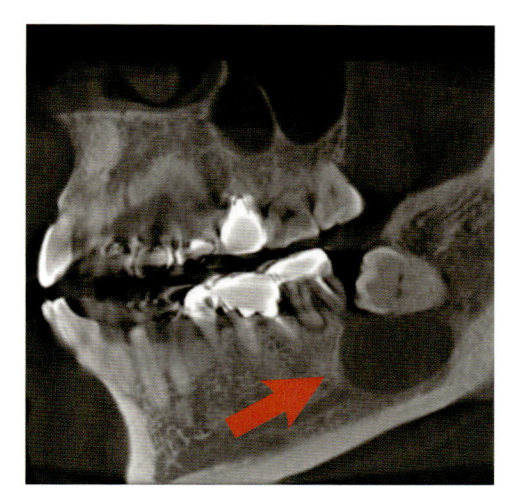

【術前】
CBCT によると、下顎左側第二大臼歯および第三大臼歯と、その周辺に円形のレントゲ
ン透過像を認めた。

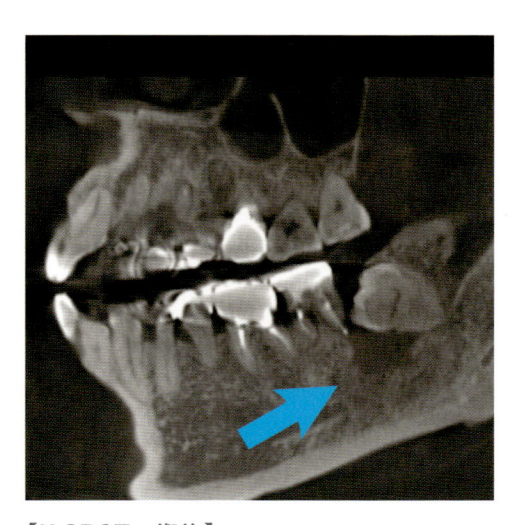

【K.SRCT　術後】
K.SRCT のみで 6 か月後から骨の再生が見られ、1 年 6 か月後には、レントゲン透過像
はほとんど消失した。

※詳細は 134 ページ参照

典型的でない
根尖病変も
消失した症例

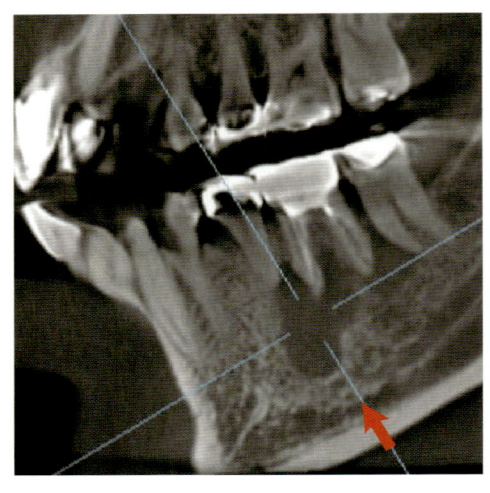

【術前】

下顎右側第二小臼歯根尖から下顎右側第一大臼歯近心根にかけて歯冠大のレントゲン透過像あり。両歯とも根尖まで根充材は充填されていないのを確認した。

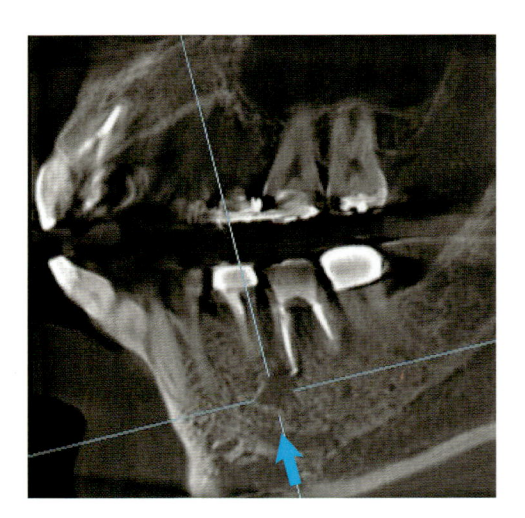

【K.SRCT　術後】

6 か月後に CBCT を撮影した結果、根尖部のレントゲン透過像はかなり縮小し、骨の再生が認められた。

上顎洞粘膜の
改善症例

※詳細は 148 ページ参照

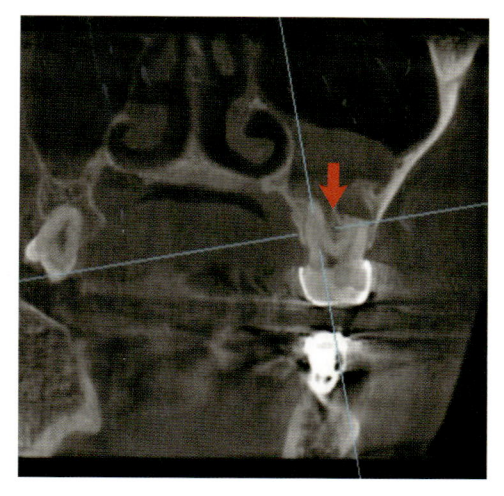

【術前】

左上第一大臼歯に軽度の打診痛があり、生活反応はなかった。CBCT によると、左上第一大臼歯相当部の上顎洞粘膜は肥厚をきたしており、近心頬側根は根尖3分の1が、切断されたように吸収されていた。

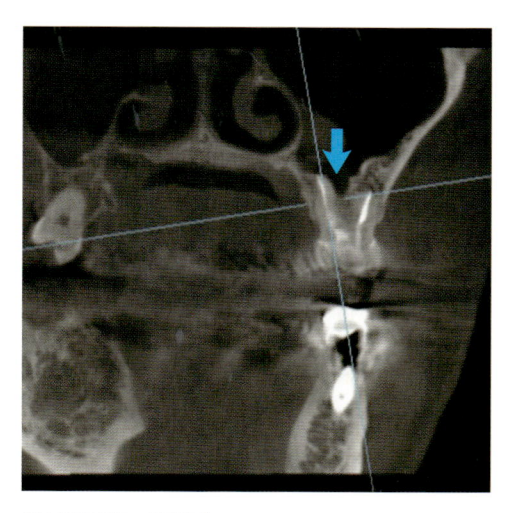

【K.SRCT　術後】

根管充填半年後の CBCT によれば、上顎洞粘膜の肥厚部位は狭まっていた。

※詳細は 176 ページ参照

上顎前歯の根
尖病変治療の
7 年後

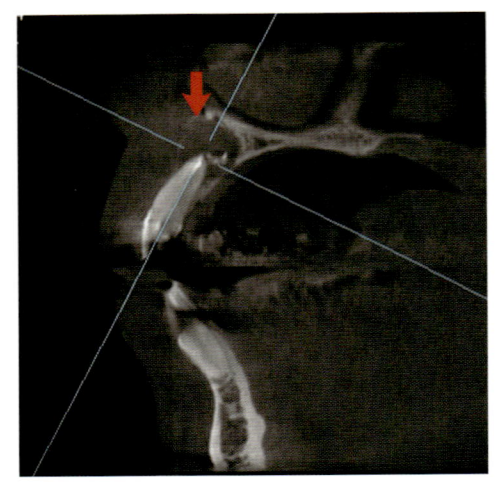

【術前】

上顎右側側切歯の根尖部には球形のレントゲン透過像が認められ、根尖部圧痛も有した。根尖孔は #100 程度まで拡大されており、水酸化カルシウムと思われる根管貼薬が根尖から押し出されていた。

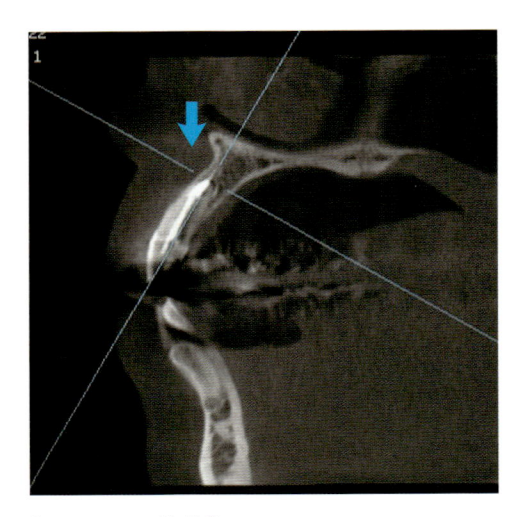

【K.SRCT　術後】

根管充填 7 か月後の CBCT によると、根尖部のレントゲン透過像は改善。6 年 11 か月後にはさらに改善し、非常に安定した状態であった。

頬側から舌側に抜けたように骨がなくても回復した症例

※詳細は 158 ページ参照

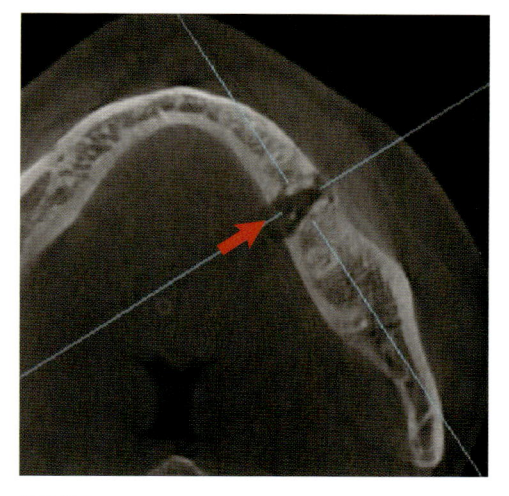

【術前】

CBCT によると、根分岐部が頬側から舌側に貫通するかたちで、レントゲン透過像が認められた。

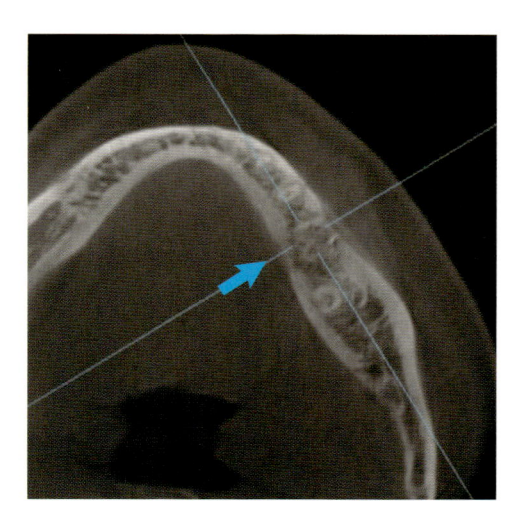

【K.SRCT　術後】

10 か月後の CBCT によると、根分岐部のレントゲン透過像は消失し骨の再生が認められた。その後来院せず、半年後に来院したときには歯根が破折していたため、保存不可能と診断。

Contents

著者略歴

久保倉 弘孝（くぼくら ひろたか）

神奈川県歯科大学卒業後、横浜市立大学医学部口腔外科学教室入局、横浜船員保険病院医長代理を経て、1986 年小机歯科医院開設。現在は医療法人社団敬友会理事長。ハーバード大学、ニューヨーク大学、コロンビア大学、ミシガン大学、カリフォルニア大学、南カリフォルニア大学、インディアナ大学、全米 7 つの大学で研修を受けている。ICOI（国際インプラント学会）認定医・指導医、iACD（国際現代歯科学会）認定医・指導医、日本歯内療法学会会員、W.D.S.C 会員、JAID 会員。

PART 1

日本の根管治療の現状

根管治療の前に考慮すべきこと

根管治療を避ける努力

歯髄保存治療
の選択肢

　抜髄することによって歯の寿命が必然的に短くなることを考慮すれば、根管治療は極力避ける努力をすべきであろう。歯を最小限に削り、根尖病変を生じさせない K.SRCT においても、歯の強度が落ちることは避けられないと私は考えている。

　歯髄を温存できると診断した場合には、私は IPC 法（Indirect Pulp Capping Method：暫間的間接覆髄法）やドックスベストセメント[1]（Doc's Best Cement）、3 Mix 療法[2] などを使い、歯髄を保存することを検討する。そして経過を観察し、これらで歯髄が保存できない場合に根管治療を行う。

　ただし、3 Mix-MP 療法に関しては、間接覆髄法で用いた場合に水酸化カルシウムと有意差がなかったと報告[3] されており、また、3 Mix-MP 療法に関する報告は根管貼薬材としての報告以外には、あまりにもエビデンスが少ないため、当会では使用頻度が低くなっている。

注目される
直接覆髄法
VPT

　3 Mix 療法に代わって、MTA セメントを用いた直接覆髄法が VPT（Vital Pulp Therapy：生活歯髄療法）として注目されつつある。この MTA 覆髄治療の成功率は 80％台と報告[4,5] されており、これは水酸化カルシウムを用いた場合よりも 10％から 20％程度も高い。現状では歯髄の状態によって適応症が限られており、直接覆髄の成功率にについて具体的な検査が確立されていない事実もあるが、今後注目していきたい治療法である。

　なお、抜髄に至る深在性齲蝕を避けるために歯科疾患予防教育を患者さんに徹底し、定期的メインテナンスを実施することが重要であることはいうまでもない。

イレギュラーな歯根の治療

　歯根の形態は非常に個体差が大きく、臨床現場でイレギュラーな歯根を有する歯に出くわすことがある。次ページの図 1 は上顎第三

大臼歯だが、このように大きく湾曲した歯では、当然根管の形態も複雑であるため、いかなる根管治療スキルを駆使しても（K.SRCTでも）、治療を成功させる予知性は低い。このようなイレギュラーな歯では、症状を悪化させる前に、できるだけ根管治療を避けるための治療を行うしかない。

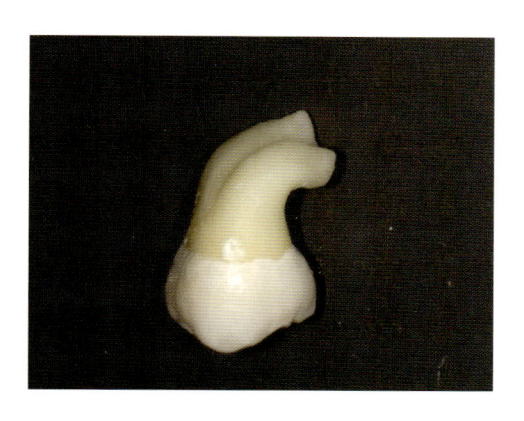

図1　大きく歯根が湾曲した上顎第三大臼歯（抜去歯）
90°近く曲がった根は、第三大臼歯以外にはそれほど存在しないと思われるが、ないわけではない。このような根の場合、できる限り根管治療を避けるための治療を行う。

根管治療を避ける努力

治療によって
症状が
誘発される

　レントゲンで根尖病変がある症例でも無症状の場合、私はその存在を患者さんに告げるが、根管治療は行わない。大学付属病院などでは、根尖病変を発見すると治療を始め、その結果、痛みのなかった歯に痛みを生じさせて、挙げ句の果てに抜歯になっている場合もあると聞く。私が有効性を疑問視する側方加圧根管充填法であれば、なおのことと推察する。

　当会の診療所でも、長きにわたって経過観察をしている根尖病変はあり、症状に大きな変化がない症例は多く見られる（43ページの症例写真参照）。そのような歯に自覚症状が現れた場合は、歯根破折などが多い。考えていただきたい。20年前に根管治療を受けた歯が、その後長期にわたって症状がなく、最近になって痛み出したとする。レントゲンを撮ると根尖病変がある。20年間症状がなかったのは、生体とのバランスが取れていた結果ではないだろうか。

痛みの
要因となる
歯根破折

そのバランスが崩れて根尖病変が生じたのだろうか？

　臨床経験に基づく推察になるが、私はそうではないと考える。おそらく、根尖病変は痛みが生じる前からあったはずであり、症状は根尖病変に起因するわけではなく、新たに歯根破折などの新しい事象が生じた結果であることが多いはずだ。

　多くの歯科医師が指摘するとおり、「労多くして功の少ない」根管治療の診療報酬がマイナス要素となって、保険診療できちんとした再根管治療が行えていないのが現状だろう。

　根管治療の難しいところは、根尖病変を生じていても、なんら症状のない歯が多数存在することだ。こうした無症状の根尖病変の存在が、根管治療を徹底して行わなくても大過ないとする風潮を生む要因となっているのだろう。

K.SRCT は
歯科医院経営
に寄与する

　ただ、私たち臨床家にとって重要なのは、根管治療を早期に終え、治療後に患者さんの症状が軽快することだ。日本の臨床現場では半年にわたって根管治療を行っていることもあると聞く。非常に低い保険点数で長々と治療を続けることは、不採算の帳尻を合わせるどころか、逆に生産性を悪化させる原因になっていることは間違いない。K.SRCT は、根尖孔さえ見つければ、あとは規定どおりに根管を拡大して根管充塡するだけだ。よって単根であれば1回、大臼歯でも4回もあれば治療は終了する。そして、予後に自信が持てれば、セラミックなどの良質な素材を用いた補綴物を自信を持って勧められる。そのためにも、根尖病変をつくらない根管治療ができる治療スキルを身につける必要があるのだ。

参考文献

[1] A. Thneibat, M. Fontana, M. A. Cochran, C. Gonzalez-Cabezas, B. K. Moore, B. A. Matis, and M. R. Lund, Anticariogenic and Antibacterial Properties of a Copper Varnish Using an In Vitro Microbial Caries Model. Operative Dentistry: March 2008, Vol. 33, No. 2, pp. 142-148.

[2] 岩久正明 他、抗菌剤による新しい歯髄保存法、日本歯科評論社、1996

[3] Trairatvorakul C, et al. Indirect pulp treatment vs antibiotic sterilization of deep caries in mandibular primary molars. Int J Paediatr Dent. 2014 Jan; 24(1): 23-31.

[4] Mente J. et al. Treatment outcome of mineral trioxide aggregate or calcium hydroxide direct pulp capping: long-term results. J Endod. 2014 Nov; 40(11): 1746-51.

[5] Çalışkan MK. et al. Prognostic factors in direct pulp capping with mineral trioxide aggregate or calcium hydroxide: 2-to 6-year follow-up. Clin Oral Investig. 2017 Jan; 21(1): 357-367.

日本の根管治療の現状──大学教育

感染性物質の除去か？　根尖の緊密な閉鎖か？

どちらに
重きを
置くべきか

　根管治療を行ううえで重要なコンセプトとして、一般に以下の3項目がいわれている。

1　無菌的処置
2　根管内の洗浄・清掃による感染性物質などの除去
3　根管系の緊密な封鎖

　1については後述することとし、ここでは**2**と**3**について考えてみたい。いずれも重要なコンセプトだが、臨床の現場でより重きを置くべきはどちらかという問題だ。

　昨今、根管治療に関する文献やセミナーの傾向は、「根管内の洗浄・清掃による感染性物質などの除去」をより重視しているように見受けられる。はたしてそれは正しいのか？　感染性の物質などの除去はもちろん必要だ[1]。しかし、完全に無菌化することは困難だ[2]。一方、根管系の緊密な封鎖が行われていなければ予後に影響が出る[3,4]。より大事なのは根尖を確実に閉鎖し根管と根管外組織を分離して、細菌などの病原性物質の根管外への漏出を防ぐことだと私は考える。つまり、歯の強度を残しつつ、根尖孔の緊密な封鎖が最重要課題となるのだ。

なぜ側方加圧根管充填法が主流となっているのか

側方加圧根管
充填法は治療
効果が低い

　「根管の緊密な封鎖」をより重視すれば、根管充填法の良否は重要な課題となる。歯科大学が基本的な根管充填法として学生に教え、日本で主流となっている側方加圧根管充填法（lateral condensation）で、根尖の確実な封鎖ができるのか？　再根管治療の際に前医の根管充填処置を長らく見てきた臨床経験からは大いに疑問といわざるをえない。多くの場合、根管充填が甘いため根管内に空隙を残し、根尖孔が封鎖されていないと思われることも多い。

側方加圧根管充填法の問題点

側方加圧根管充填法の問題点

❶ アピカルシートはいつも形成できるのか？

❷ 根尖孔付近のガッタパーチャの周囲にシーラーを注入できるのか？

❸ 側方に押して根尖孔に圧力がかかるか？

❹ 楕円形であることが多い根尖孔を封鎖できるのか？

臨床における治療効果比較の難しさ

海外における根管充填法の充填能力の比較研究では、側方加圧根管充填法は垂直加圧根管充填法の劣位にあり[5,6]、側方加圧根管充填法と垂直加圧根管充填法の予後を比較をした研究でも、垂直加圧根管充填法の予後がよいと報告している研究もある[7]。

一方、多くの論文から結論を見いだすため、エビデンスレベルが高いとされるメタ解析の論文のなかには、垂直加圧根管充填法と側方加圧根管充填法の充填の質については垂直加圧方式は根管充填材がオーバー根充するが、それ以外は変わらないと述べているものもある[8]。ただし、この論文における検体の評価に関しては、CBCTによるものではなく、通常のデンタル X 線によっており、その信頼性については疑問を呈したい。

そもそも、ひとつとして同じ形態のない個体差の大きな歯の根管系を、手技スキルに差があっても不思議ではない複数の歯科医が異なる治療法を用いて治療をした結果を、有意に比較できるのかという疑問もある。根管充填の質にしても予後にしても、治療法以外の要因を排除して比較することは難しいのではないか。

「では、側方加圧よりも垂直加圧がよいとは結論づけられないではないか」と問う読者もいよう。根管充填の質において垂直加圧が優れているという結論は、我田引水のようだが私の臨床経験に基づく。

少し思い返していただきたい。側方加圧根充の際、スプレッダーを引き抜くときに、根管内に詰め込んだメインポイントとアクセサリーポイントも一緒に引き抜かれて、見なかったことにして根管に押し込んだ経験は読者諸賢はないだろうか。K.SRCT では、根充したガッタパーチャはそんなに簡単に引き抜くことはできない。これひとつとっても、側方加圧根管充填法では、根管内を緊密に充填することは不可能なのだ。

側方加圧根管
充塡法は
教えやすい

　そのような根管充塡法をなぜ大学ではずっと教えているのだろうか。おそらく側方加圧根管充塡は、教えやすく、習得されやすいからだろう。また、各大学で根管治療法のコンセプトを変えようにも、国家試験で側方加圧根管充塡法が出題される以上、独自のコンセプトを導入できないということが考えられる。

　しかし、私の臨床経験からいえば、側方加圧根管充塡法で施術した歯は根尖病変の温床としか思えない。国や大学が切り替えないならば、よりよい医療を求める歯科医師は自分で施術方法を変えるしかないのだ。

　根尖孔の閉鎖に関しては、後述するCWCT（コンティニアスウェーブ法）も十分とはいえないが、側方加圧根管充塡法よりも緊密に行える。

　K.SRCTの根管充塡は、40年前に故大津晴弘氏が考案したオピアン・キャリア法[9]をベースとして、改良を加えた方法を採用している。オピアン・キャリア法は非常に優れた施術方法だが、現在ではCWCTに押されて講習会もあまり行われず、廃れてしまった。当会の診療所では、根尖病変がある患歯の根管治療を研修医が行った症例でも、根尖に骨の再生が認められている。

根管充塡時期の判断指針は正しいのか？

旧態依然
とした
根管充塡の
指針

　序文で書いたことの繰り返しになるが、大学で教えられている根管充塡の時期についても、根管治療の実態に則さないナンセンスなものとしか思えない。以下に示した国家試験予備校の模擬問題を見ていただきたい。2017年度の試験に向けて出題されたものだ。

根管充塡を行えるのはどれか。ひとつ選べ。（歯内療法）
a　瘻孔（ろうこう）の存在
b　打診痛の存在
c　根尖部歯肉の発赤
d　根管内からの浸出液が存在する
e　根尖部エックス線透過像の存在

　　　　　　　　　　　　　　　　　　　一部変更。正解は e

　正直、驚いたのは、歯内療法は進歩しているにもかかわらず、私が受験した35年前とまったく同じで、変わっている項目がひとつ

もないことだ。なかでも、私が問題視しているのは、「打診痛の存在」という項目だ。前述したように、根管治療を行っている患歯は打診痛があると思って差し支えない。打診痛を判断基準にすれば、根管充塡の時期を見誤り、細菌感染をきたす。また、排膿や浸出液、サイナストラクト（フィステル、瘻孔）の存在も根管充塡を行ううえでまったく問題にならない。

　日本の歯科教育は 35 年間、ほとんど変化していない。その典型が根管治療だが、補綴において鋳造修復がいまだに主流であることも時代錯誤というしかない。世界的にはセレックやスリーシェープなど光学印象が、印象材による印象に取って代わろうとしている。日本の歯科大学ではそのような教育がなされていないばかりか、そもそも装置自体が 1 台程度しか設置されていないとも聞く。これでは世界の水準から程遠いといわざるをえないのである。

　こうした歯科教育状況がある一方、臨床現場では根管治療を追及せずに外科的な治療へ導こうとする傾向があるのも気掛かりだ。40％程度に留まるという再根管治療の成功率を、歯内治療専門医による外科的な治療で94％まで向上させることができるという主張[10]があるが、根管治療こそ自前の歯を保存する最良の治療法と信じる私は同意できない。

> 進歩が必要な
> 日本の
> 歯科教育

参考文献

[1] George G, Stewart A.B., D.D.S. The importance of chemomechanical preparation of the root canal. Oral Surgery, Oral Medicine, Oral Pathology. Volume 8, Issue 9, September 1955, Pages 993-997.

[2] Shuping GB, Orstavik D, Sigurdsson A, Trope M. Reduction of intracanal bacteria using nickel-titanium rotary instrumentation and various medications. J Endod. 2000 Dec; 26(12): 751-5.

[3] Craveiro MA, Fontana CE, de Martin AS, Bueno CE. Influence of coronal restoration and root canal filling quality on periapical status: clinical and radiographic evaluation. J Endod. 2015 Jun ; 41(6) :8 36-40.

[4] Kielbassa AM, Frank W, Madaus T (2017). Radiologic assessment of quality of root canal fillings and periapical status in an Austrian subpopulation – An observational study. PLoS ONE 12 (5) : e0176724.

[5] Bruno Carvalho-Sousa, Fábio Almeida-Gomes, Pollyana Rabelo Borba Carvalho, Cláudio Maníglia-Ferreira, Eduardo Diogo Gurgel-Filho, and Diana Santana Albuquerque. Filling Lateral Canals: Evaluation of Different Filling Techniques. Eur J Dent. 2010 Jul; 4 (3) : 251–256.

[6] Edith Siu Shan Ho, Jeffrey Wen Wei Chang, and Gary Shun Pan Cheung. Quality of root canal fillings using three gutta-percha obturation techniques. Restor Dent Endod. 2016 Feb; 41(1): 22–28.

[7] Marquis VL. et al. Treatment outcome in endodontics: the Toronto Study. Phase III: initial treatment. J Endod. 2006 Apr; 32(4): 299-306.

[8] Peng L. et al. Outcome of root canal obturation by warm gutta-percha versus cold lateral condensation: a meta-analysis. J Endod. 2007 Feb; 33(2): 106-9.

[9] 大津晴弘、オピアン・キャリア法、クインテッセンス出版、東京、1989

[10] 石井宏、外科的歯内療法、マイクロスコープを用いたモダンテクニックの実際、医歯薬出版、東京、2017

日本の根管治療の現状——低い成功率

諸外国との比較

欧米や
台湾に
劣るのか？

「欧米の根管治療専門医は、専門教育に投資し、時間をかけて学ぶために、根管治療の知識・技術ともに優れており、失敗が少ない」といわれる。これは日本の根管治療の診療報酬が非常に低額に抑えられている現実とは対照的な一面を示している。

実際のところ、日本の根管治療の予後はどうなのだろうか？　下のグラフを見ていただきたい。根尖病変をつくることを失敗と評価すると、歯種によって成功率に差はあるものの、成功率は50% 以下[1]。CBCT を使って精査すればもっと数値は下がるのではないか。

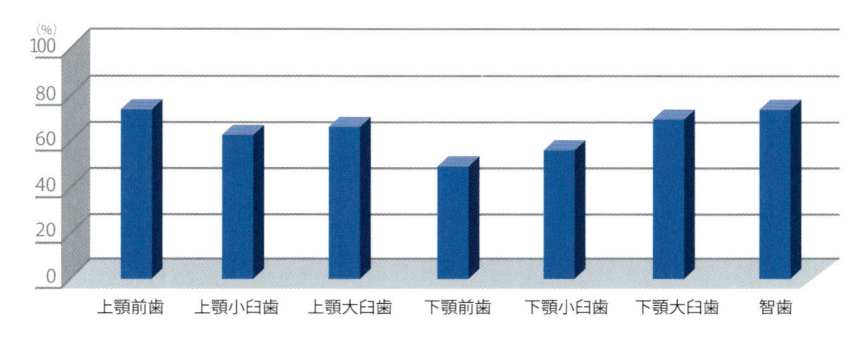

根管処置歯における根尖部 X 線透過像（＝根尖病変）の発現率

調査期間：2005 年 9 月〜2006 年 12 月　東京医科歯科大学むし歯外来　智歯は別掲
須田英明：「わが国における歯内療法の現状と課題」より

これに対して、英国の開業医に対する 2008 年の調査では、7 割以上が 10 年経過しても再根管治療を必要としていない[2]。台湾では、5 年経過時に約 9 割が予後良好とされる[3]。後述するように、成功の基準が異なるので単純に比較はできないが、残念ながら日本の根管治療のレベルは欧米や台湾以下と認めざるをえない。

参考文献

1 須田英明、わが国における歯内療法の現状と課題、日歯内療誌、2011；32（1）：1-10

2 Lumley PJ, et al. Ten-year outcome of root fillings in the General Dental Services in England and Wales. Int Endod J. 2008 Jul; 41（7）: 577-85.

3 Chen, et al. An epidemiologic study of tooth retention after non-surgical endodontic treatment in a large population in Taiwan. J Endod. 2007 Mar；33（3）：226-9.

根管治療の成功・失敗とトラブル

根管治療の成功基準

多くの
成功基準が
存在する

　長らく根管治療の成功率は低いとされてきた。問題なのは先に見たように、日本における根管治療の成功率が欧米などの歯科医療先進国をはじめとする諸外国よりも低いことだ。医療の質以外に、医療制度や国民の歯科疾患予防意識など根管治療の成功率を左右する因子は多数あり、単純には比較できないものの、歯科臨床の現場にいる者のひとりとして、忸怩たる思いを抱かざるをえない。

　では根管治療の成功率とは何を基準にするのか？　成功率の基準は複数あり、どれを採用するかによって数値には大きな差が出る。

根尖病変の
消失

　「Strindberg の成功基準」[1] は、デンタル X 線で評価を行い、術前と比較して歯根膜腔が拡大せず根尖病変が消失していれば成功、それ以外は失敗とする。この厳格な基準に対して、現在では X 線における根尖病変の透過像が縮小傾向にある治癒途中を成功と見なす報告[2] が多い。アメリカ歯内療法学会（AAE: American Association of Endodontists）が策定したガイドラインはさらに基準が緩やかで、根尖病変の有無にかかわらず無症状かつ歯本来の機能が損なわれていなければ成功とする（基準は Healed、Healing、Non-healed の 3 段階で、Healed、Healing を成功と見なす）。さらには 5 段階で根尖性歯周炎の状態を評価し、スコア 2 以下で臨床症状のない場合を治癒、スコア 3 以上で臨床症状がある場合を病的とする歯周病指数（PAI: Periapical Index）[3] などもある。

　私の考えは「Strindberg の成功基準」に近い。根管治療の成功基準は、イニシャルトリートメント（最初の治療）である抜髄処置では「予後に根尖病変を生じず、症状が消失する」、再根管治療では「根尖病変と症状が消失する」ことだと考えているのだ。

基準によって異なる成功率

　このように成功率の基準が複数あるため、根管治療の予後に関するメタ解析では、成功率の数値に相当な幅を有することがある。

　1966 年から 2002 年までに行われたイニシャルトリートメント
のアウトカム研究 63 本を調査した研究報告[4] では、厳格な基準に
おける成功率は 31 ～ 96%、緩やかな基準における成功率は 60 ～
100% だった。数値の幅は、報告者らが推論しているように術者の
スキルの違いが主たる要因と考えられる。

　やはりイニシャルトリートメントの予後に関するメタ解析として
著名なトロントスタディ（the Toronto Study）では、根尖病変を
有するグループの成功率は 82%、根尖病変を有しないグループで
は 93%、両グループの平均成功率は 86% だった[5]。

　トロントスタディが報告する成功率はきわめて高いといえるが、
根管処置歯における根尖部 X 線透過像（＝根尖病変）の発現率を見
る限り、日本における成功率をこれと同列に考えることはできない。
日本における根管治療の成功率を参照したいところだが、私が知る
限り根管治療の予後のアウトカム研究やメタ解析は見当たらない。

根管治療の成功率を左右する因子

　根管治療の成否（成功か失敗か）を左右する因子は、下に示した
ように非常に多岐にわたる。研究者ではない私がそのすべてを論じ
ることは無理があるし説得力を欠くだろう。よって、ここでは手技
スキルに関する因子にしぼって論じることにする。

根管治療の成功率を左右する因子[6]

術前	術中	術後
・患者の年齢・性別	・ラバーダムの使用	・修復処置の質
・既往歴の有無	・根尖部拡大形成のサイズ	・単独処置か、ブリッジやデン
・術前疼痛と腫張の有無	・根管内障害物の有無	チャーの鉤歯としての修復か
・歯種	・根管洗浄	
・歯髄の状態	・根管貼薬	
（生活歯か失活歯か）	・細菌培養試験	
・根尖部周囲組織の状態	・テクニカルエラーの有無	
（根尖病変の有無、再根管治療	・根管充填材の到達位置と質	
歯かイニシャルトリートメント	・治療回数	
か、再根管治療の場合は根管内	・フレアアップの有無	
が破壊されていないか）	・使用する器具の種類と使い方※	

Ng YL, Mann V, Rahbaran S, Lewsey J, Gulabivala K. Outcome of primary root canal treatment　　※印の項目は筆者が追加

治療スキルの
不足
テクニカル
エラー

　根管治療の成功率を左右する因子のうち特に注目したいのは、Ng YL らが挙げた、「根尖部拡大形成のサイズ」「テクニカルエラーの有無」「根管充塡材の到達位置と質」など、術中の因子だ。ラバーダムの使用、根管洗浄、根管貼薬などについては後述する。

　私がこれまでに行った再根管治療では、前医による根管治療の失敗症例が多く見られた。その要因と思われるのが歯質の脆弱化につながるとされる根尖部（のみならず根管全体）の過剰切削であり、根管全体に緊密さを欠く根管充塡であり、オーバーインストゥルメントやパーフォレーションなどのテクニカルエラーだった。

　いずれも治療ノウハウや手技スキルの不足に起因するといっても過言ではないだろう。

根管の過剰切削

感染部位の
除去と
歯質脆弱化の
ジレンマ

　根尖性歯周炎が根管内の細菌感染に起因することは論をまたず、根管の機械的拡大形成が細菌を除去または減少させる手段として有効であることについて多くの研究報告がなされている。

　根尖性歯周炎を招く根管内の細菌の除去という観点だけに立つのであれば、技術的限界まで根管の拡大形成を行えばよいのだが、過剰拡大による歯根破折や歯質の脆弱化など歯の生存率にかかわる病態を招いてはならず、よって根管の拡大形成は適切なサイズで行う必要がある。

過剰切削は
歯根破折を
招く

　歯科疾患予防を推進する「8020 運動」などが功を奏したものか、この 30 年で歯科疾患予防意識の向上とともに、日本人の口腔環境は改善される傾向にある。以前は根管治療を施した歯でも歯周炎で失われてしまうケースが多かったが、現在ではメインテナンス概念の浸透などにより、歯の寿命は延びていると思う。そこでクローズアップされてくるのが歯根破折なのである。根管治療に求められるのは、根尖病変を生じさせないことに加えて、将来的な歯根破折をできるだけ招かないこと、つまり、歯を削りすぎないことが重要なのだ。

　8020 推進財団の調査によると、歯根破折は歯を失う原因の11.4% を占め、調査期間に当たる 1 週間で 1066 本の抜歯処置が行われている[7]。歯根破折に至った経緯は不明だが、直接、間接的に根管の過剰切削が関連しているであろうことは容易に想像できるのではないだろうか。

　根管の過剰切削の原因は、湾曲した根管の不十分な検分、そして、不適切な回転切削器具の使用。また、治療を急ごうとすることによる無理な機械化などが考えられる。特にニッケルチタンファイル（以下、NiTiファイル）など電動回転（または往復）器具によると思われるオーバーインストゥルメントの痕跡を目にすることは多い。

　現在では根管形成ファイルの主流となっているNiTiファイルは、高い回転トルクやファイルテーパーの増加が根管象牙質に負担をかけて微小亀裂を生じさせ、その後に加わる機械力や咬合力によって歯根破折が誘発されることも指摘されている[8]。また、突然破折し、その場合の破折片の除去が困難であることから、NiTiファイルの使用については注意を喚起しておきたい。

　根管の拡大形成については、さまざまな研究報告がなされているが、いまだ決定的な報告はなく、適切な拡大サイズを臨床的に決定する方法は確立されていないのが現状だ。根管内の細菌を可能な限り除去するためには、ある程度の拡大形成が必要とする考えがあるが、私は歯質をできるだけ温存するミニマムの拡大形成にとどめるべきという立場を取っている。

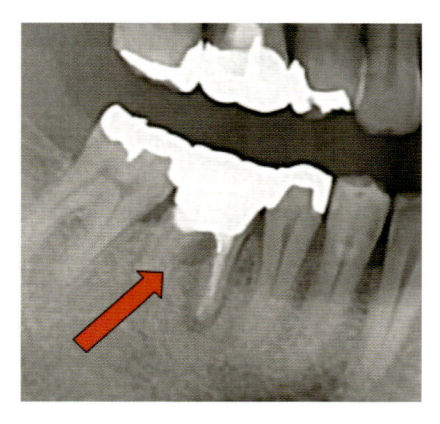
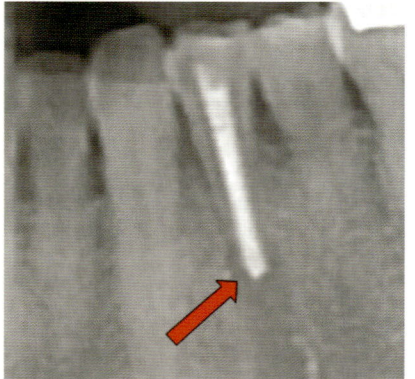

【症例1】　根管の過剰切削
他院での根管治療後に当院に転院してきた患者さんの症例。左：ピーソーリーマーなど刃部が長い切削器具を湾曲根管に使った結果、歯質が薄くなった部分から歯根破折を起こしていると思われる。右：根尖孔を必要以上に拡大してしまい、根尖孔の封鎖が不確実となり、根尖病変を生じている。

根管の空隙

空隙に
残存する
細菌

空隙の残存は
スキル不足
診断ミスに
よる

アンダー
根充か？
オーバー
根充か？

根管充塡の不備も根管治療の失敗につながる因子だ。根尖孔の封鎖が甘く根尖付近に空隙があると、いつまで経っても咬めないなどの症状が持続することがある。空隙に残存した細菌が根尖孔から歯周組織に漏れ出して炎症を起こすケースだ。炎症が度重なれば歯周組織に根尖病変を生じさせる要因となる。

根管の空隙が残存する症例では、多くが緊密な根管充塡を行う手技スキル不足が原因となっていると見られる。また、側方加圧根管充塡法を採用している場合にも根管の空隙は多く見られる。側方加圧根管充塡法については、34 〜 35 ページで論じているので参照されたい。

さらに大臼歯の第 4 根管や第 5 根管、前歯の第 2 根管など、イレギュラーな根管が存在する場合、根管自体が見落とされて未治療のまま放置されている症例も見受けられる。こうしたケースは設備不足が原因かもしれない。CBCT の画像を読影してマイクロスコープを用いて治療をすれば、このようなことは起こりにくいからだ。

根管充塡の質について、根尖部に空隙のある根管充塡は不適切な処置となり、治療の結果に有意に影響したという報告がある[9]。特に再根管治療においては顕著で、不適切な根管充塡における根尖病変の消失は 62% だったという。

根管充塡に関しては、施術の質を問う以前に根管充塡材の到達位置に関する議論がある。レントゲン的根尖よりアンダー根充がよいか、オーバー根充がよいかという問題に関するものだ。

Bergenholtz らはレントゲン的根尖より 2mm アンダーである根管充塡が根尖病変を生じにくく、レントゲン的根尖から根管充塡材が飛び出したオーバーフィリングが最も成績が悪かったと報告している[10]。現在では、日本でもこの考え方に準じたアンダー根充を推奨する向きがあるが、私の考え方はこれと真っ向から対立するものだ。

のちに詳述するが、私はアンダー根充不許容の立場を取っており、K.SRCT では根尖部にパッドと呼ばれる根管充塡材の押し出しを形成する。微小ながらオーバー根充を推奨しているのだが、これは側方加圧根管充塡法のオーバーフィリングとは異なる。

図1 根尖部の解剖学的構造

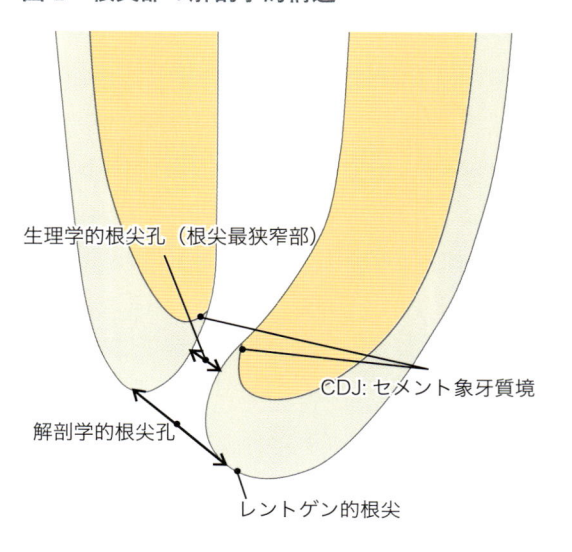

生理学的根尖孔（根尖最狭窄部）

CDJ: セメント象牙質境

解剖学的根尖孔

レントゲン的根尖

図2 オーバーフィリングとパッド形成の違い

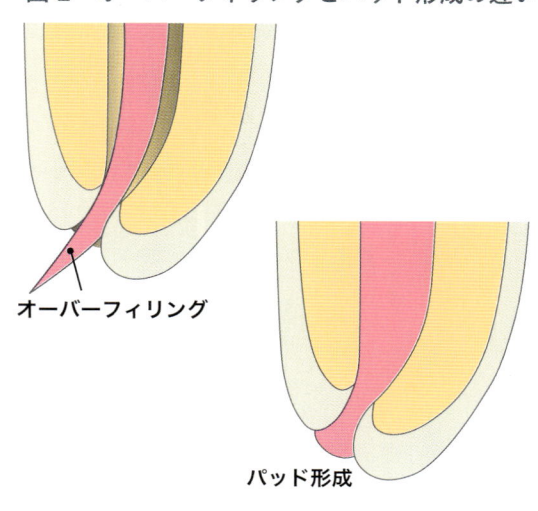

オーバーフィリング

パッド形成

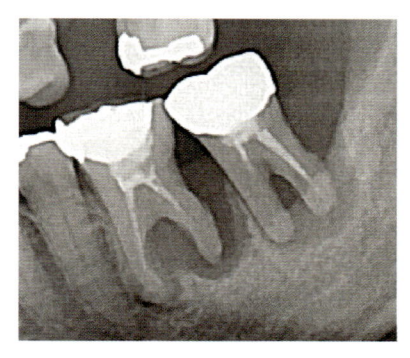
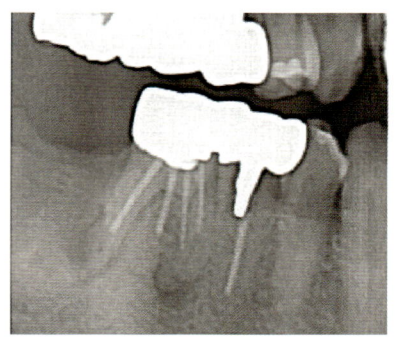

【症例2】 根管の空隙

他院での根管治療後に当院に転院してきた患者さんの症例。左：根管治療の不備が歯周組織の破壊をもたらすことがあることを忘れてはならない。右：根尖まで明らかにアンダーな、このような根管治療が日本においては多く見られる。

テクニカルエラー── パーフォレーション

多くは術者の
不注意による

　根管治療におけるテクニカルエラーの典型にパーフォレーション（穿孔）がある。多くは術者の不注意、または歯の立体像を十分に把握していないことに起因する。歯根に穿孔を起こしてしまった場合、穿孔の大きさや位置、細菌感染部位にさらされた経過時間、穿孔部の緊密封鎖が可能かどうかなど修復措置にかかわる要因によっては、抜歯につながることもある。根管治療の失敗のうち 9.6％がパーフォレーションによるという報告[11]があるが、穿孔に至らずとも歯質の過剰切削は歯根破折の要因となることは前述のとおりだ。切削ファイルの操作ミスによるオーバーインストゥルメントも含めれば、さらに失敗の割合が増えることが推察できる。

CBCT の
活用で根管の
立体構造を
把握する

　パーフォレーションを起こさないために、操作ミスには注意を払うしかないが、大臼歯など見えにくい歯種の施術や、根管の立体構造の把握に起因する場合は、マイクロスコープや CBCT の活用が予防策になりうる。CBCT 画像の読影によって根管構造の把握を十全に行い、マイクロスコープの使用によって治療精度を高めたい。MTA セメントによるパーフォレーションの修復措置が一般化したが、のちに詳述するように MTA セメントの硬化後の強度は歯質の強度には遠くおよばず、歯質の強化にはつながらないことも肝に銘じておきたい。

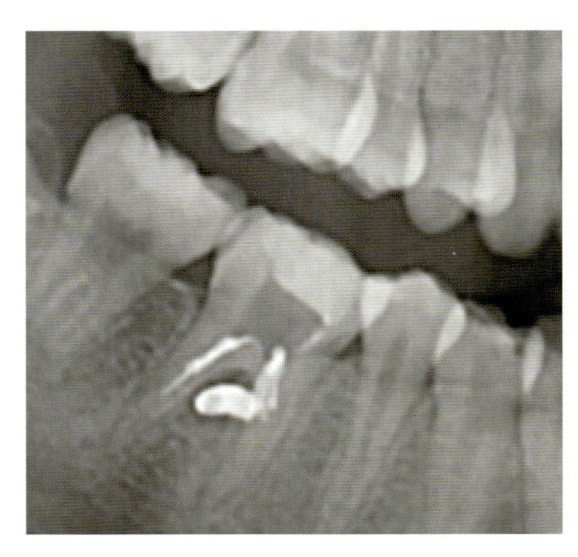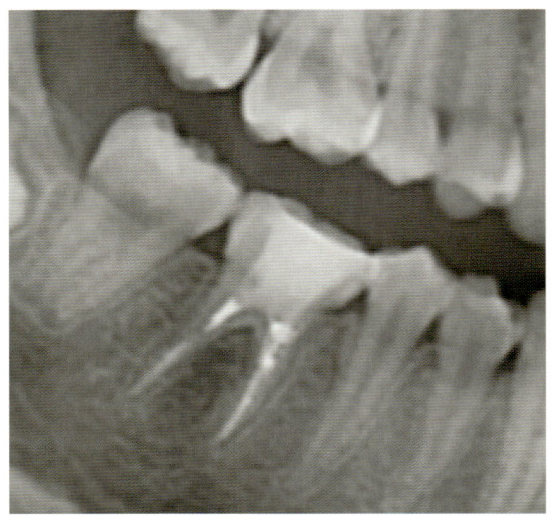

【症例 3】　パーフォレーション
他院での根管治療後に当院に転院してきた患者さんの症例。左：ストリップパーフォレーション部にビタペックスを押し出した症例。右：K.SRCT を行ったあとに MTA セメントで穿孔部を閉鎖。

テクニカルエラー——器具破折

**NiTi ファイル
の破折リスク
と施術ミス**

**困難な
破折片の除去**

　繰り返し使用したファイルは金属疲労を起こして、しばしば折れる。NiTi ファイルでは予期せぬ破折も多い。また根管部付近の象牙質の張り出し（以下、エンド三角）の除去が不十分な場合は、ファイルに負担がかかり折れることもある。この場合は偶発トラブルというより、施術ミスといえるだろう。

　近年はマイクロスコープで確認し、超音波スケーラーチップで振動を与えることで、破折片を除去できることが多くなったが、NiTi ファイルはスチール製のファイルと比較しても除去がはるかに困難だ。NiTi ファイルの破折片の除去に関する研究報告は多数あるが、Shen Y らが行った実験では、バイパス形成法、穿孔法、組み込み法による除去を試み、成功率は 53％ にとどまっている[12]。

　根管内における器具破折は治療の妨げになるだけでなく、予後に重大な影響をおよぼすことになるから、破折片はできるだけ除去しなければならない。再根管治療に着手する場合など、前医が行った治療によって破折片が埋納されたままになっていることもあり、除去法を習熟することも有用ではあるが、自身が治療を行う場合は、まずファイルの使用回数を常に確認すること、NiTi ファイルは極力使用しないことを推奨する。

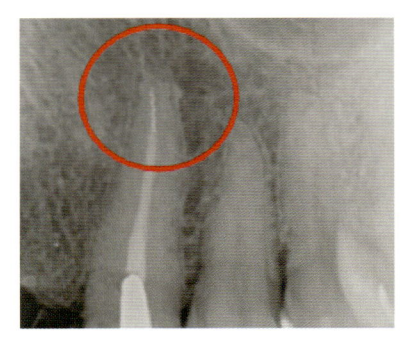 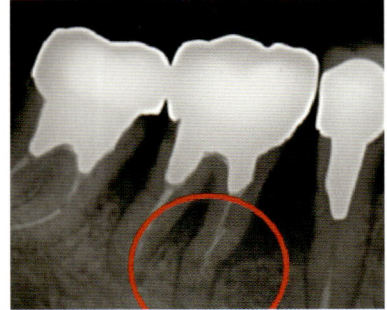

【症例 4】　ファイル破折片の残存

他院での根管治療後に当院に転院してきた患者さんの症例。左：前歯の根尖部付近に電動ファイルと思われる破折片が見られる。右：大臼歯に残存した破折ファイル。ハンドファイルと推察される。

参考文献

[1] Strindberg LZ. The dependence of the results of pulp therapy on certain factors; an analytic study based on radiographic and clinical follow-up examination. Acta Odontol Scand 1956; 14(suppl): 1-175.

[2] Friedman S, Mor C. The success of endodontic therapy-healing and functionality. J Calif Dent Assoc 2004; 32: 493–503.

[3] Dag Ørstavik, Kasmer Kerekes, Harald M. Eriksen. The periapical index: A scoring system for radiographic assessment of apical periodontitis. Dental Traumatology 1986; 2(1): 20-34.

[4] Ng YL, Mann V, Rahbaran S, Lewsey J, Gulabivala K. Outcome of primary root canal treatment: systematic review of the literature - part 1. Effects of study characteristics on probability of success. Int Endod J. 2007 Dec; 40(12): 921-39.

[5] Friedman S, Abitbol S, Lawrence HP. Treatment outcome in endodontics: the Toronto Study. Phase 1: initial treatment. J Endod. 2003 Dec; 29(12): 787-93.

[6] Ng YL, Mann V, Rahbaran S, Lewsey J, Gulabivala K. Outcome of primary root canal treatment: systematic review of the literature - Part 2. Influence of clinical factors. Int Endod J. 2008 Jan; 41(1): 6-31.

[7] 財団法人 8020 推進財団、永久歯の抜歯原因調査報告書、2005; 14

[8] Bürklein S, Tsotsis P, Schäfer E. Incidence of dentinal defects after root canal prepara-tion: reciprocating versus rotary instrumentation. J Endod. 2013 Apr; 39(4): 501-504.

[9] Sjogren U, Hagglund B, Sundqvist G, Wing K. Factors affecting the long-term results of endodontic treatment. J Endod. 1990 Oct; 16(10): 498-504.

[10] Bergenholtz G, Malmcrona E, Milthon R. Endodontic treatment and periapical state. 1. Radiographic study of frequency of endodontically treated teeth and frequency of periapical lesions. Tandlakartidningen 1973; 65(2): 64-73.

[11] Ingle JI. A standardized endodontic technique utilizing newly designed instruments and filling materials. Oral Surg Oral Med Oral Pathol. 1961 Jan; 14: 83-91.

[12] Shen Y, Peng B, Cheung GS. Factors associated with the removal of fractured NiTi instruments from root canal systems. Oral Surg Oral Med Oral Pathol Oral Radiol Endod. 2004 Nov; 98(5): 605-10.

PART 2

K.SRCT の実際

K.SRCT の確立

日米の根管治療法の融合と昇華

　25 年前までは私も、側方加圧根管充塡法で根管治療を行っていた。この頃は、治療後も治療成果に自信が持てず、患者さんには保険診療のクラウンを勧めていた。保険外のクラウンを勧めて、予後不良があったら深刻なクレームになりかねないからだ。

垂直加圧根管
充塡
オピアン・
キャリア法

　転機となったのは、故大津晴弘氏の弟子筋の方に根管治療術式を学んだことだ。私が学んだ術式は、大津式のオピアン・キャリア法で、根管形成はすべて手作業で行う熟練と職人的な勘が必要なものだった。根管拡大の明確な指標がなく、根管の過剰拡大形成という短所もあったが、緊密に根管充塡をすると側方加圧根管充塡を行っていたときに生じていた術後の不快症状が、ほぼ 1 週間で治ることに気がついた。この根管充塡法が K.SRCT の基礎となっている垂直加圧根管充塡法（バーティカルコンデンセーション：vertical condensation）のオピアン・キャリア法である。

アメリカ式の
根管治療に
学ぶ

　根管形成においては試行錯誤を繰り返し、のちに研修で渡ったアメリカで、専門医が行っている根管治療法を学んだ。アメリカの根管形成法は、短時間の研修で誰もが根管形成を行うことができるように、術式がシステマティックに構成されている点に特徴がある。一方、垂直加圧根充法のひとつの CWCT として知られる根管充塡法も習得しやすいようにシステマティックに構成され、側方加圧根管充塡法に比べれば、はるかに緊密な根管充塡が得られるものの、根尖孔の封鎖の精度という点において、私には不満の残るものだった。

日米の長所を
融合

　そこで、アメリカ式で根管形成をし、オピアン・キャリア法で根管充塡をしてみたところ良好な結果が得られた。さらにアメリカ式の根管形成法を効果的に活用するルールを見つけた。オピアン・キャリア法による根管充塡とマッチする根管形成の術式を数値化したのである。K.SRCT は日米の術式の単なる融合ではない。この数値化によって、誰もが根管形成の可否を判断できるようになった。勘に頼った根管形成からの脱却、より緊密な根管充塡が達成できるようになったと自負している。

シンプルで明確な指針

システマ
ティックな
習得法

設備に勝る
治療指針と
スキル

根尖孔の
封鎖性を
重視

K.SRCT のコンセプトはシンプルだ。

ひとことでいえば、根尖孔を見つけ、決まったプロトコルで根管を根充しやすい形態に仕上げて根充するのみ。ステップごとに、根管内を根充できる数値まで最小限度削り、打診痛や浸出液の存在に左右されることなく根管充填を行う。根管形成、根管充填ともに明確な指針を設けているために、職人的熟練が求められることはなく、当会が迎え入れている研修医でも短期間でマスターできる。

私はラバーダムは必要だと思っているが必須とは考えていない。抜髄処置の場合、ある程度は無菌下での処置が可能である。しかし感染根管の場合はどうだろう？ 感染根管内は細菌によって汚染されているのだから、ラバーダムによって唾液から細菌が入らず、無菌状態が担保できるという主張は論理的ではない。ラバーダムのメリットは、口腔内からミラーを離しても患者さんの舌などがジャマにならず、施術のスペースが確保できることだと思う。つまり無菌処置よりも落ちついた環境で根管形成を行えることが重要なのだ。

昨今、ラバーダムとマイクロスコープが根管治療に必須とする論調が支配的で、この点について異論はないが、ラバーダムとマイクロスコープがあれば、根管治療が問題なく行えるわけではなく、明確な治療指針とスキルが重要であることを改めて申し上げておきたい。臨床家である以上、結果がすべてだ。抜髄処置であれば根尖病変をつくらないこと、長期的に歯根破折を起こしにくいこと、感染根管ならば根尖病変の改善（レントゲン透過性の像が不透過性に変化すること）を目指したい。

Part 2 では、これらが達成できる K.SRCT の治療指針とプロトコルにフォーカスして、治療スキルを解説していく。

K.SRCT の最大のメリットは根尖孔の封鎖性が高い点にある。日本で主流となっている側方加圧根管充填法とは格段に違い、CWCTよりもさらに高い根尖孔の封鎖能力を持っている。ちなみに側方加圧根管充填法で根管治療に自信が持てなかった頃と違い、K.SRCTが完成した今では、私は根管充填後にセラミック（セレックかイーマックス）を患者さんに勧めている。

ほかの歯科医院よりも、迅速に予後良好な根管治療を行うスキルを身につけることは歯科医師の本分であるだけでなく、歯科医院の経営戦略上も有効であることも申し上げておきたい。

K.SRCT の特色

K.SRCT の 3 ステージ

K.SRCT では、治療を 3 ステージに分けている。

1 根尖孔の確認と拡大（根尖孔の拡大数値を定めている）
2 根管形成（根管の拡大数値は専用の物差しで計測するだけ）
3 根管充填（レントゲンでパッドの形成を確認すれば完了）

根管形成の
指標を数値化

K.SRCT の根管形成は、アメリカ式をベースとし、さらに数値化することによって勘に頼らない根管形成を可能にしている。従来の根管形成はどこまで根管を拡大すればよいのか明確な指標がない。「可及的な感染歯質の除去」では施術者の判断まかせといっても過言ではない。「次亜塩素酸ナトリウムの泡が消えるまで」という目安を信じても、いつまで経っても、泡はなくならない。後述する K.SRCT の根管形成値は、患歯の強度をできるだけ落とさないために、歯質を最小限度に切削する数値を設定している。

大学で習ったことは、少々棚上げしていただきたい。

比較研究において側方加圧根管充填法は劣位

日本でスタンダードとなっている側方加圧根管充填法について、もう一度触れておきたい。

緊密な
根管充填は
可能か？

細いメインポイントを根管に挿入し、スプレッダーを突っ込んでその隙間にアクセサリーポイントを入れていくが、この方法で根尖孔を封鎖するのは至難の業だ。正確に実践するのが難しいのが側方加圧根管充填法なのだ。横からスプレッダーで押したところで根尖方向に圧力はかからない。その証拠にアクセサリーポイントを押し込んで加圧しているときに、すべてのポイントが引き抜けてくることは珍しくない。

根管充填の質の評価において、海外での比較研究では、側方加圧は垂直加圧根管充填法の劣位にある[1]。

また、日本で使われている #02 テーパーのガッタパーチャは細く、アピカルシートなどをつくっても、根尖孔にジッピング（図1）を起こした場合には、ガッタパーチャが根尖から突き抜けてしまい、根尖孔の封鎖などとてもできない。根尖孔を緊密に封鎖できなければ、打診痛は消えないばかりか、不快症状が続く原因となる。

根尖から突き抜けたガッタパーチャはどうなるか？　根尖孔外に突き抜けたガッタパーチャは過剰根管充填として根管治療の成功率と大きく関連しているとの論文がある[2]。しかし、一律に過剰充填と判断してよいとは思わない。充填されたガッタパーチャの状態を考慮に入れるべきなのだ。

まったく軟化していない固形の状態で、しかも細い #02 テーパーのガッタパーチャが根尖から突き抜けた場合、根尖孔を完全に塞ぐことは困難だから予後に影響するだろう。一方、K.SRCT においても、生理学的根尖孔と解剖学的根尖孔の中間にパッド（根管充填材の押し出し）を形成させるという点で過剰根管充填とのそしりは免れないかもしれない。側方加圧根管充填法と異なるのは、「軟化したガッタパーチャ」でパッドを形成することによって根尖を封鎖すると考える点だ。当会の症例以外に明確なエビデンスはないが、予後良好なのはパッドが緊密に根尖を封鎖しているからだと考える（107 〜 111 ページ参照）。

<table>
<tr><td>オーバーフィリングの影響</td></tr>
</table>

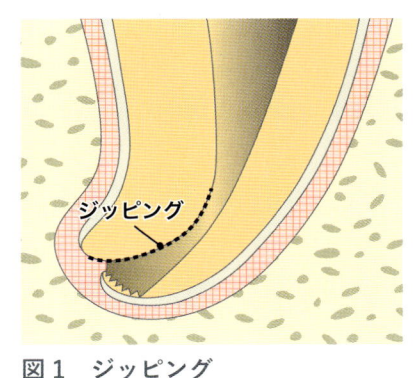

図1　ジッピング

不適切なファイルの使用により根尖を楕円形に拡大させてしまう。

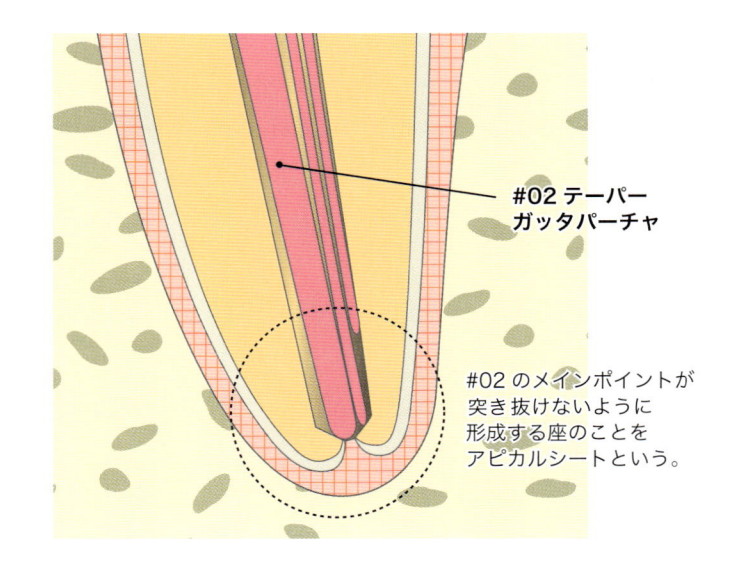

#02 テーパーガッタパーチャ

#02 のメインポイントが突き抜けないように形成する座のことをアピカルシートという。

図2　アピカルシートと#02 テーパーのガッタパーチャの関係

#02 ガッタパーチャは細いため、アピカルシートを形成しないと突き抜ける。CWCT で使う #06 のガッタパーチャのほうが根管壁自体がストッパーになるので、突き抜けにくい。

根管形成にオピアン・キャリア法を採用しなかった理由

歯質の
過剰切削

　K.SRCT の根管充塡は、アメリカの CWCT は採用せず、故大津晴弘氏が開発したオピアン・キャリア法を採用している。その一方、大津式の根管形成は採用しなかった。詳しくは後述するが（67 ページ）、歯質を削りすぎる傾向があったためだ。大津式の根管形成は長いダイアモンドバーを使う。根尖付近までダイアモンドバーで削るなど、熟練してもパーフォレーションを起こす危険と常に隣り合わせであることも、私は経験的に知っていた。

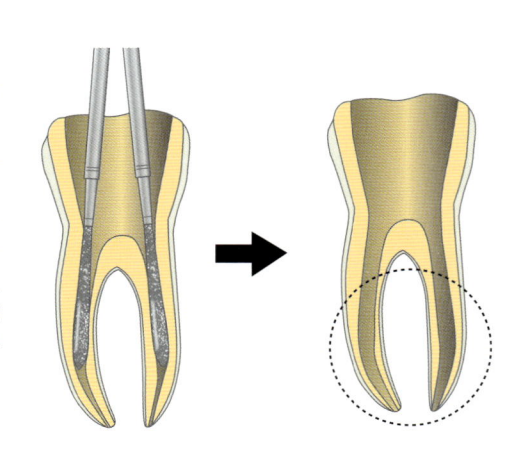

**図 3　オピアン・キャリア法
　の根管形成**

瞬間的に削れるロングダイアモンドバーを、根管の図の位置まで挿入すれば、穿孔の危険性は多大であり、思わぬ過剰切削になりかねない。また、穿孔・過剰切削に至らないまでも根管壁にステップが形成されれば、根管充塡の失敗要因となる。

根管充塡に CWCT を採用しなかった理由

オピアン・
キャリア法と
CWCT の
異同点

　では、根管充塡に CWCT を採用しなかった理由は？　オピアン・キャリア法、CWCT ともに垂直加圧根管充塡法だが、大きく異なるのは、CWCT が固形のガッタパーチャポイントを根管内に挿入したあとに加熱して軟化させる（図 4）のに対して、オピアン・キャリア法は根管に挿入する前に熱と溶剤でガッタパーチャを軟化させる点だ。

　CWCT に付随する根管形成で使用するファイルと、CWCT で根管充塡するガッタパーチャは規格化されている。簡単にいえば、根管を形成する最終ファイルの形状と、根管充塡に使用するメインポイントのテーパーや太さが同サイズか少し小さい程度に規格化されている。つまり、根管形成から根管充塡までの術式自体が、ある程度規格化されているのだ。

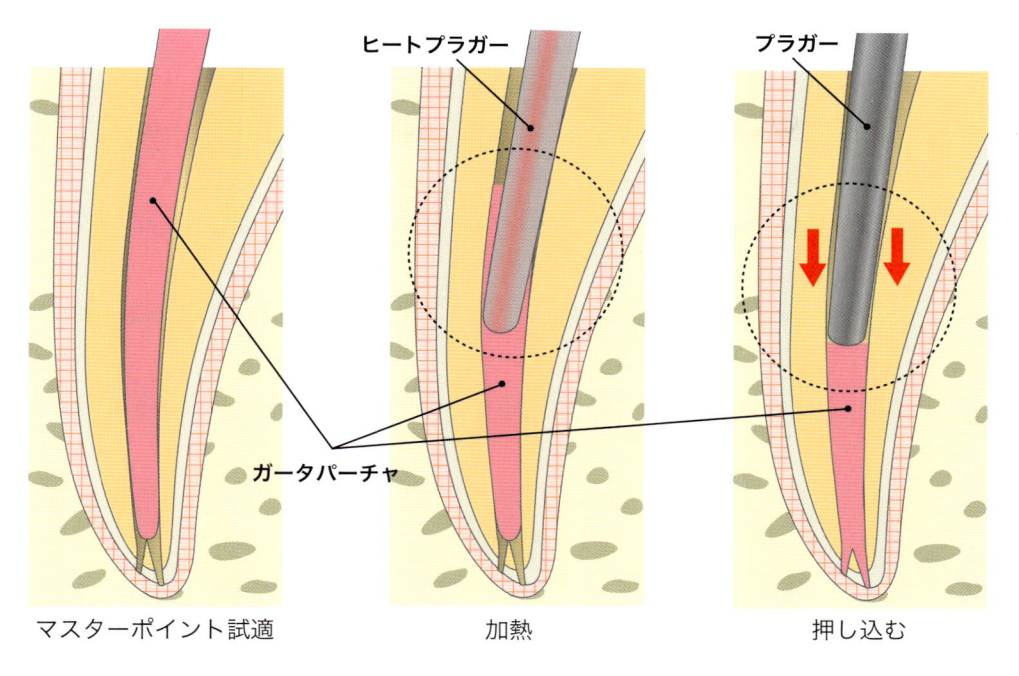

ヒートプラガー　　　　プラガー

ガータパーチャ

マスターポイント試適　　　加熱　　　押し込む

図4　CWCTのプロセス

　この根管充填法では、日本で使用されている #02 テーパー（テーパー率 2％）の細いガッタパーチャではなく、#04 テーパー（テーパー率 4％）または #06 テーパー（テーパー率 6％）を使用する（太くても腰があるため、ある程度は根尖に押し込むことができる）。

　根管充填後、メインポイントの試適のためデンタル X 線撮影し、ガッタパーチャの位置や根管の形態を確認して調整、デンタル X 線での確認を繰り返す。調整がすんだら、200℃に加熱できるプラガーを根管に入れてガッタパーチャを軟化させ、そのあとに通常のプラガーでコンデンスする。アメリカでは治療ユニットのそばにレントゲンを設置できる。だから、試適・調整を反復することができるので、根管充填の失敗はほとんどない。

　側方加圧根管充填法に比べれば、CWCT の根充精度は高い[3] が、根管に充填したガッタパーチャに熱を加えても、肝心の根の先までは軟化しづらいため、根尖孔の封鎖性は不十分と考える。シングルポイントテクニックと CWCT の空隙率の比較研究において、根尖の空隙率は大差はなかったものの、根管入り口の空隙率は明らかに CWCT が低かったという[4]。つまり軟化するのは、ガッタパーチャの先端ではなく、根管の入り口付近なのだ。

根尖孔の
封鎖性

私も CWCT に使うシステム B（電気的プラガー加熱装置）を持っている。抜去歯牙で実験してみたが、プラガーを根管内に挿入して 200℃で 2 秒程度加熱しても、手で持っている歯は熱くならない。プラガーの発熱部位と手で持っている部分までの距離を、プラガーの先端から根尖孔の距離に置き換えて考えると、この程度で先端まで加熱されるのかと思う。5 秒を超えると、手では結構熱くなり、ガッタパーチャが軟化できると思われるが、当然、歯質が薄ければ周囲組織の火傷による損傷が危惧される。

　日本で CWCT を推奨している牛窪敏博氏は、CWCT の短所として、使用するヒートプラガーの長さに限界があるから、「作業長が 23mm 以上の長い歯根には適応されない」としている[5]。

　私が見る限り、作業長が 23mm 以上の歯は、小臼歯から前歯に関してはざらにあることであり、これが事実とすれば、CWCT は歯の高さを削っても審美に影響しない臼歯にしか適応できないテクニックということになる。前歯に応用するならば、作業長を短くするために、切端から高さを削る必要があり、テンポラリークラウンが必須になるのではなかろうか。また、この事実を知らない歯科医師が CWCT を行った場合は、根尖付近のガッタパーチャは軟化されないため、単なるシングルポイントテクニックになっているのではないだろうか。

　K.SRCT に採用したオピアン・キャリア法もプラガーを使うため作業長の限界があるが、その限界は 30mm である。ただし、28mm を超えると根管充塡の 1 回での成功率は下がる傾向にある。

図 5　K.SRCT に使用するプラガー

デンツプライシロナ社のシルダープラガー臼歯部用の＃9、＃11 を使う。

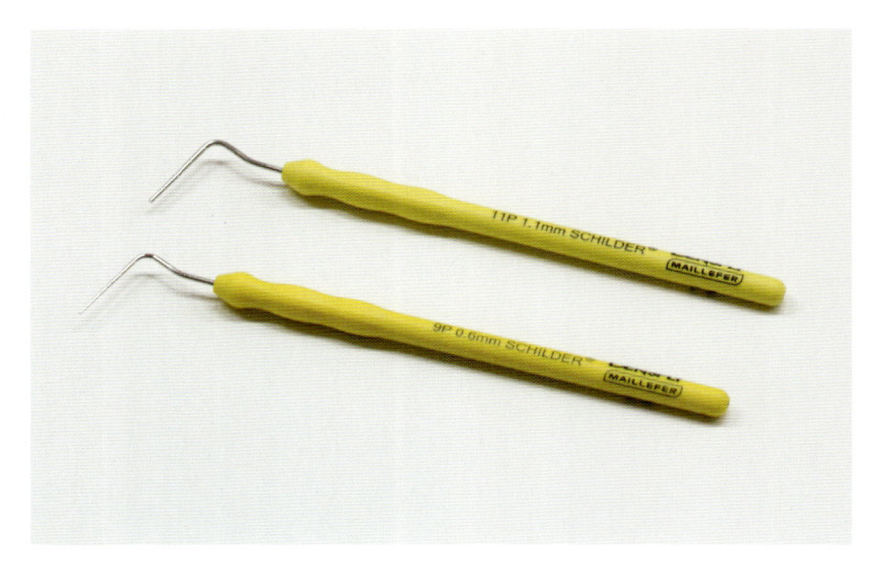

規格化された根管形成と封鎖性の高い根管充填

　K.SRCTではオピアン・キャリア法の根管充填を採用しているが、従来のオピアン法と異なるのは根管形成にルールを設けてある点だ。この垂直加圧根管充填法ではガッタパーチャを軟化させて根管に挿入する（図5）ため、CWCTと比較しても根尖の封鎖性は高いと考えている。ただ、オピアン・キャリア法に対する信頼性の高い論文は残念ながら見当たらない。

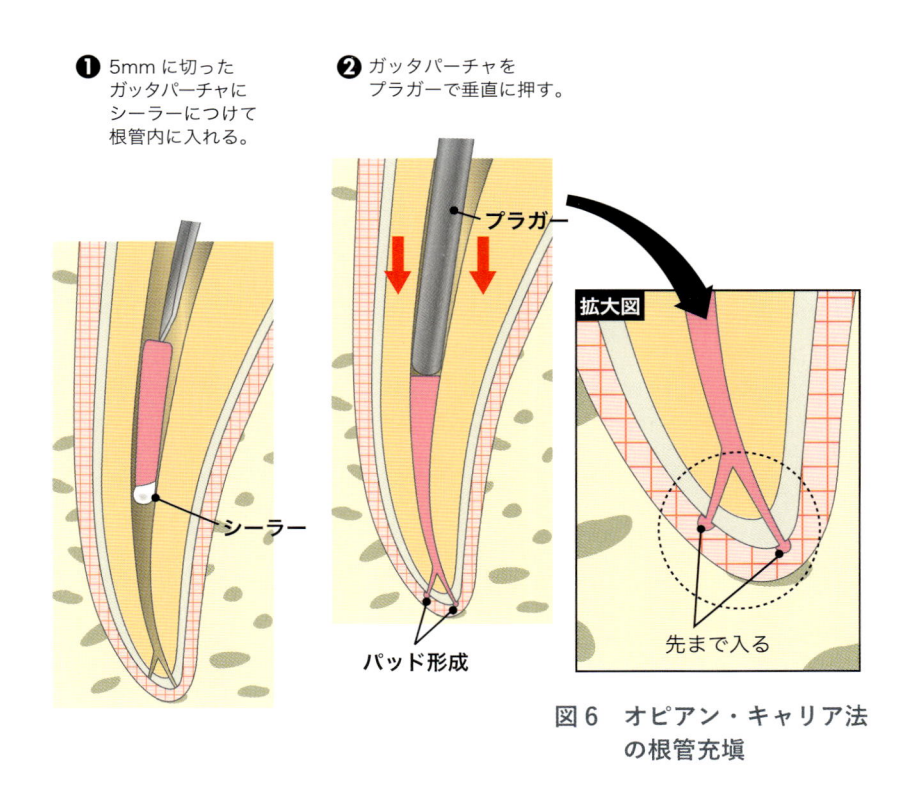

❶ 5mmに切った
ガッタパーチャに
シーラーにつけて
根管内に入れる。

❷ ガッタパーチャを
プラガーで垂直に押す。

プラガー

拡大図

シーラー

パッド形成

先まで入る

図6　オピアン・キャリア法の根管充填

アンダー根充
は許容しない

　なお、K.SRCTでは、デンタルX線またはCBCTで根尖孔が完全に封鎖されていることを確認し、根管充填がアンダーの場合は、根管充填をやり直す。生理学的根尖孔だからアンダーでもよいとは私は考えない。

　根尖の封鎖性については、根尖付近のパッドの形成で確認する点が従来のオピアン・キャリア法やCWCTの根管充填と大きく異なる。パッドはデンタルX線でも確認することができる。パッドが形成されていれば根尖は封鎖されており、なければアンダーと判断する。

CWCT などの場合、パッドは形成されない。CBCT で撮影しないと根尖に緊密に、つまりフラッシュな根管充塡ができていることは確認できない。後述するが、根尖と根尖孔が一致する歯は少ないことから、アンダー根充でもよいという論拠になっているのだろう。

K.SRCT ではアンダー根充は絶対に許容できない。周囲の組織の映り込みなどの影響で、デンタルX線でパッドが確認できない場合は CBCT で確認を行う。そして、緊密な根管充塡が完了したことを患者さんに報告する。

根管形成の
規格化

従来のオピアン・キャリア法では、根管形成が規格化されていない。プラガーでガッタパーチャを押し込む際に、作業長マイナス2mm にストッパーをつけて加圧するように記されているが、この深さまでプラガーが入るのは、明らかに根管内の削りすぎだ。

CWCT に付随するアメリカ式の規格化された根管形成と、封鎖性の高いオピアン・キャリア法を組み合わせたのはこのためだが、アメリカ式の根管形成も無批判に模倣したわけではない。「規格化」という概念は受容しつつ、独自の数値化を付加し、NiTi ファイルの使用は極力避けている。NiTi ファイルを根尖まで使うと、オーバーインストゥルメントによる根尖部の破壊を起こしかねないからだ。K.SRCT では、根尖部はハンドファイル以外では触らないことにしている。

一方、根管の過剰切削につながりがちなオピアン・キャリア法だが、このことが根管充塡法としての評価を低くするものではない。日本の根管治療専門医の多くは CWCT を用いているが、日本オリジナルの素晴らしい根管充塡法にぜひ注目してほしい。

参考文献

[1] Zhao XY, et al. Quality of apical seal of differently tapered gutta-percha cone using warm vertical condensation technique. Hua Xi Kou Qiang Yi Xue Za Zhi. 2007 Dec; 25(6): 548-50.

[2] 野圦由一郎 他：根管治療を再考する、日歯内療誌、32(2): 87-96. 2011

[3] Lea CS, et al. Comparison of the obturation density of cold lateral compaction versus warm vertical compaction using the continuous wave of condensation technique. J Endod. 2005 Jan; 31(1): 37-9.

[4] Iglecias EF, et al. Presence of Voids after Continuous Wave of Condensation and Single-cone Obturation in Mandibular Molars: A Micro-computed Tomography Analysis. J Endod. 2017 Apr; 43(4): 638-642

[5] 牛窪敏博、成功に導くエンドのイニシャルトリートメント、医歯薬出版、2016

根管治療の適応症

自発痛、打診痛による判断

　　根管治療の適応症について、私は以下の3項目を基準に判断している。

根管治療の
適応症
判断基準
3項目

1 生活歯だが、夜間2日連続で痛みがあり、打診痛がある
2 失活歯で根尖病変を認めるが、無症状の場合
3 失活歯だが、明らかに根尖まで根充されておらず痛みがある

歯髄保存を
検討したほう
がよいケース

　1の生活歯に疼痛がある場合、打診痛があると、歯髄の保存はやはり厳しいと考えている。ただし、この判断は患者さんの年齢によって左右される。若い人は少しぐらい打診痛があっても、IPC（間接覆髄法）やVPT（Vital Pulp Therapy：生活歯髄療法）で歯髄を残す努力をしたほうがよい。1日程度の夜間の痛みなら、患者さんに理解してもらったうえで歯髄保存療法を行っている。なお、この項目の「夜間痛2日」という判断基準は、私の長年の臨床経験から出たもので、統計的な裏づけのあるものではないことをお断りしておかなければならない。

KEYWORD

VPT（Vital Pulp Therapy：生活歯髄療法）

　　IPCが罹患象牙質を意図的に残し、残置罹患象牙質の無菌化、再石灰化、および第三象牙質の形成誘導を図って、露髄を回避しつつ歯髄を温存することを目的とするのに対し、VPTでは露髄させたうえで覆髄する。細菌感染が進んでいれば、断髄したうえでMTAセメントなどで覆髄することになるが、断髄を避けて歯髄温存処置を施すことができる判断基準が「1日程度の夜間の痛み」と考える。特にVPTでは、術前の歯髄の炎症レベル、つまり可逆性・不可逆性の見きわめが治療の成否を左右することになるため、今後、より精度の高い診断が求められるだろう。

❷はすでに根管治療を受けている失活歯についての判断に注意が必要なことを示したものだ。前医がどのような治療を行ったかわからない失活歯の場合、軽々に再根管治療を行うことによって、小康状態にある病変の細菌の活動を促すことになりかねない。長年、根尖病変の観察をしていると、変化があまりない症例もあり、なかには縮小してくるものもある（症例1）。根尖病変を認めたら根管治療をすすめる向きもあるが、かえってこれが歯を壊している側面も否めない。よって私は、症状のない根尖病変の治療は、患者さんに話すものの、治療は開始せず、メインテナンスのたびに比較する程度に留めている。

❸は、患者さんが痛みを訴えているのだから、歯科医師として対処しないわけにはいかない。その場合、私はいつ根管治療を受けたかを聞くことにしている。最近治療を終えたばかりで、それなりの根管充塡がなされている場合は、治癒途上にある可能性も否定できないので経過観察とする。しかし、遠い昔に根管治療を受け、最近まで症状がなかった歯の場合はCBCTなどで根尖を観察すると、根管充塡がいい加減な場合が多い。だからといって、それが痛みの原因であることは少なく、臨床経験上、歯根破折によることが多い。長期安定していたものの、歯自体になんらかの変化があり、バランスが崩れたと考えるのが妥当だろう。この場合は抜歯も検討せざるをえない。ただし、明らかに根尖まで根充されてない場合や、特定の根管だけまったく根充されていない場合は、歯根破折の可能性もあることを話しつつ、根管治療の適応とする。

患者さんのパーソナリティを考慮する必要性

失活歯で治療をする際の判断基準は、「痛み」「根尖まで根充されていないこと」だと考える。根尖まで根充がされていないということは、根尖が破壊されていない場合が多いからだ。

またこれらに加え、じつは患者さんのパーソナリティも重要な判断基準となる。前述のように、前医がどのように根管治療を行ったか判断するのは難しく、マイクロスコープで覗いたからといって、すべての破折線は見えない。つまり予後に対しての不確定要素が大きいことを理解してもらえる患者さんでない限り、トラブルの種になることを考慮する必要がある。

生活歯では、便宜抜髄などは考慮しないほうがよい。矯正をして

歯の位置を変えればよいし、臼歯部で高さがなければ、セレックやイーマックス（二珪酸リチウム）を使えば問題なく接着できる。

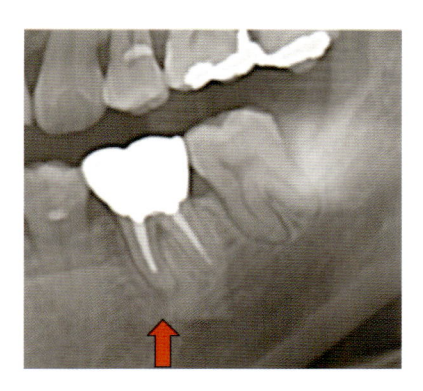

【症例1-A】初診時　2010/10/23

近所の歯科医院を受診をしたところ、根尖病変を指摘されインプラントを勧められた。疼痛は一切なかったので当院に来院。処置はせずに経過観察とした。

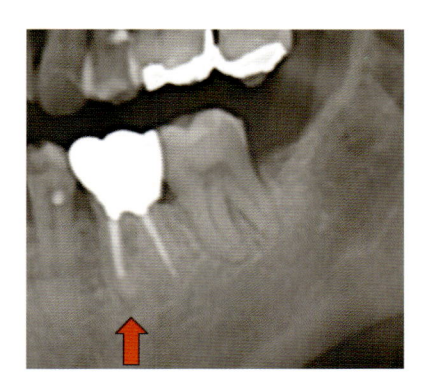

【症例1-B】初診から1年半後
2012/01/14

変化なし。

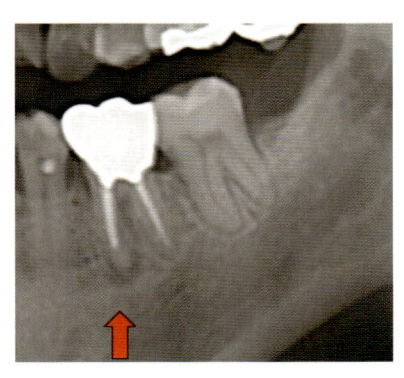

【症例1-C】初診から3年後
2013/09/09

やや近心根に根尖病変の拡大が見られる。

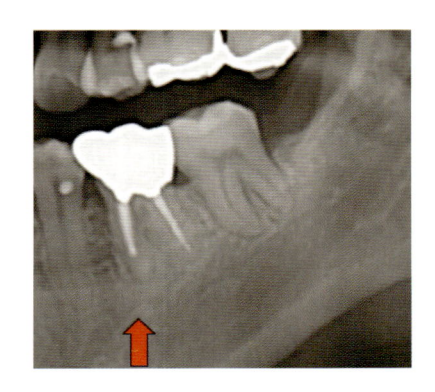

【症例1-D】初診から5年半後
2016/07/16

根尖病変は消失傾向にある。症状もまったくない。

再認識したい麻酔の重要性

失活歯は無麻酔処置でよいのか？

ペーテンシー、
ラバーダム
装着の際、
麻酔は必要

　抜髄に関しては麻酔をしない歯科医師はいないだろう。しかし、失活歯ではどうだろう？　麻酔をしない歯科医師が多いのではないだろうか。K.SRCT では完全な失活歯でも麻酔をする。患者さんの立場になれば、無麻酔治療は不安をかきたてられるし、根尖病変を生じていない失活歯の場合は、ペーテンシー（根尖まで達したこと）を得た場合には、多少の痛みがある。一度でも痛みを与えてしまうと、それ以後の治療が非常にやりにくくなる。ラバーダム装着の際も麻酔は必要と考える。クランプを歯に掛けるとき、無麻酔でもできなくはないが、自分の歯にしてみると結構痛いのだ。

　根尖性歯周炎や膿瘍を形成している歯の場合、根管治療を行える状態でないことが多い。少し削っただけで根管内から排膿しそうな症例では簡易な根管治療にとどめ、麻酔はしない。麻酔の圧力で膿を周囲の組織に飛ばしかねないからだ（図1）。

図1　麻酔の圧力

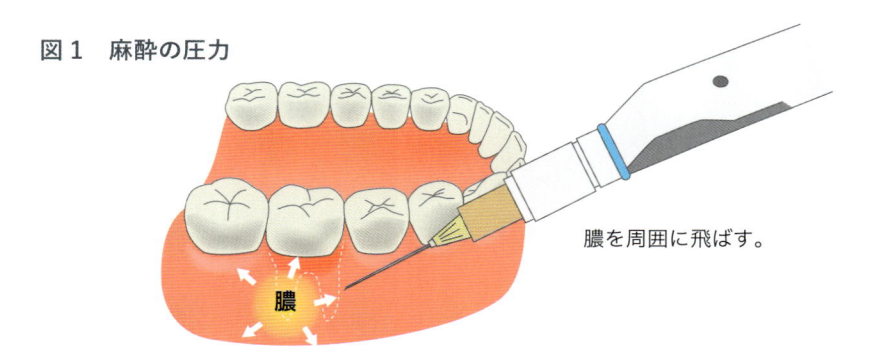

膿を周囲に飛ばす。

膿

痛みのない
電動麻酔器

　私は電動麻酔器を多用している。手動の注射器は伝達麻酔以外には使っていない。電動麻酔器は痛みがなく、麻酔の効きがよいからだ。特に日本歯科薬品のアネジェクト（図2）はタッチセンサー式でトリガーがなく、トリガーを引くときの本体の揺れで患者さんに痛みを与えることがない[1]。この麻酔器は一定以上の圧力がかかると安全装置が働いて薬剤を注入しなくなるが、相当な圧力までは注入できるため、これが麻酔効果を高めているようだ。

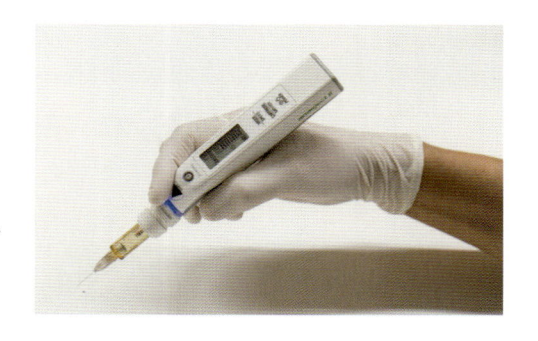

図2 日本歯科薬品の電動麻酔器アネジェクトⅡ

現在はペンタイプになったが、マイクロスコープを覗きながら麻酔を行う場合に、注入を知らせるLEDが見にくい。できれば旧来のガンタイプを復活させてほしい。

表面麻酔に含まれる成分によるアレルギー

麻酔薬は、塩酸リドカインならばどれでもよいと思う。ドイツやカナダではアルティカインという麻酔薬が使われており、リドカインよりも効果は高い[2·3·4]らしいが、日本には輸入されていない。個人で輸入して使用後にアナフィラキシーショックなどを起こした場合には、すべてが歯科医師の責任となり、薬剤の副作用に対する国の救済制度（医薬品副作用被害救済制度）は使えないから、個人輸入などは慎んだほうがよい。

私は10年前から表面麻酔を使っていない。マイクロスコープで麻酔器の針先をしっかり見て、ピンと張った歯槽粘膜に針先を少し挿入すれば痛みを感じることはないからだが、表面麻酔で使われているアミノ安息香酸エチル（ベンゾカイン）でアナフィラキシーショックを起こす人がごくわずかながらいることも、使わない理由のひとつとなっている。アミノ安息香酸エチルは、ハリケインゲルや、ビゾカインゲルに含まれている。

> アミノ安息香酸エチルによるアナフィラキシーショック

KEYWORD 📖

医薬品副作用被害救済制度

医薬品（病院・診療所で処方されたもののほか、薬局などで購入したものも含む）を適正に使用したにもかかわらず、その副作用により入院治療が必要となるなどの重篤な健康被害が生じた場合に、医療費や年金などの給付を行う公的制度。発現した症状、経過とその原因と見られる医薬品との因果関係などの確認のため、医師には診断書や投薬・使用証明書などの作成が求められる。

独立行政法人医薬品医療機器総合機構 HPより

アナフィラキシーショックによる心停止の危険性

重篤な症状に
陥る危険性

　アミノ安息香酸エチルに対するアレルギー症状に遭遇した歯科医師から話を聞いたことがある。某大学の歯科麻酔科で起こった出来事だ。アナフィラキシーショックに気がついた頃には、口腔内粘膜が腫れ上がり、気管内挿管もまったく不可能だったという。薬剤措置などによりなんとか救命できたが、通常の歯科医院であったら患者さんは死亡していただろうと、その先生は語っていた。

　2006 年にアメリカで起こった医療事故では、ハリケインゲルを塗布した 2 分後から上下の口唇の内側が腫れ出したが、歯科医師はプロカインの局所麻酔を行ってしまった。患者さんはその後意識消失。救急隊員に挿管され蘇生、病院に搬送されて 1 週間の入院を余儀なくされた。その後の精査では、アレルギーの原因はハリケインゲルに含まれるアミノ安息香酸エチルと断定されている[5]。

　医薬品が原因となったアナフィラキシーショックでは、ショックが出現してから 5 分以内で心停止がありえるという。表面麻酔の必要性が低いのならば、使わないに越したことはない。

　また、アミノ安息香酸エチルやリドカインはメトヘモグロビン血症を起こす可能性も指摘されている。アミノ安息香酸エチル入りの歯痛止め薬を多量に塗布して、メトヘモグロビン血症になったアメリカにおける報告[6]がある。

痛みのない麻酔

歯槽粘膜から
始め、
角化歯肉へ

　「痛い麻酔」は歯科医院の評判を落とす要因のひとつだ。時間をかけて丁寧に施術すれば、患者さんにいたずらに痛みを感じさせることはない。いきなり角化歯肉に麻酔をすれば痛いのは当然で、麻酔針を刺入する部位は必ず歯槽粘膜から始め、角化歯肉に移行する必要がある。

　電動麻酔器を用いて歯槽粘膜に針先を刺入するときは、できればマイクロスコープで針先を注視する。歯槽粘膜はガーゼで保持し、針先を粘膜に近づけるのではなく、粘膜を太鼓の皮のように引っ張って針先に近づけてごく浅く刺入する。この際、麻酔から意識を逸らすために患者さんに話しかけながら行うとよい。なお、当然ながら太そうな血管に刺入することは避ける。

　歯槽粘膜に麻酔薬を少し注入したら麻酔が効くまで待つことも重

要だ。待っているときは時間の進みが遅く感じるものだし、ボーっと待っているのは時間が無駄だと考える方は、カルテでも書いていればよい。この方法を用いれば表面麻酔は一切不要になる。

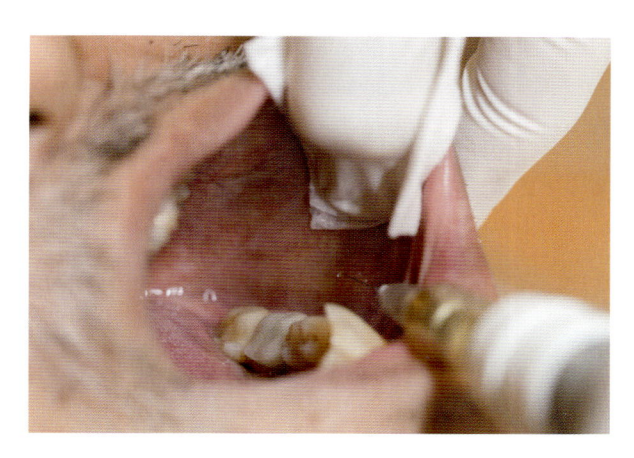

図3 痛みのない麻酔
歯槽粘膜をガーゼでつかみ、注射針の方へ引き寄せる。

コールドテストの必要性

　抜髄処置で歯を削る前には、麻酔が効いているかどうかを確認する必要がある。いわゆるコールドテストが知られているが、この診査をした群は、軟組織だけ麻痺した群よりも根管治療中に痛みを感じる割合が低かったとする比較研究がある[7]。抜髄に際し歯質を削っているときにいきなり痛みを感じさせることがないように、コールドテストをぜひ行うことをお勧めする。

参考文献

1 Singh S, et al. Comparison of the pain levels of computer controlled and conventional anesthesia techniques in supraperiosteal injections: a randomized controlled clinical trial. Acta Odontol Scand. 2013 May-Jul; 71(3-4): 740-3.

2 Robetson D, et al. The anesthetic efficacy of articaine in buccal infiltration of mandibular posterior teeth. J Am Dent Assoc. 2007 Aug; 138(8): 1104-12.

3 Haase A, et al. Comparing anesthetic efficacy of articaine versus lidocaine as a supplemental buccal infiltration of the mandibular first molar after an inferior alveolar nerve block. J Am Dent Assoc. 2008 Sep; 139(9): 1228-35.

4 Rogers BS, et al. Efficacy of articaine versus lidocaine as a supplemental buccal infiltration in mandibular molars with irreversible pulpitis: a prospective, randomized, double-blind study. J Endod. 2014 Jun; 40(6): 753-8.

5 Vu AT, et al. Benzocaine anaphylaxis. J Allergy Clin Immunol. 2006 Aug; 118(2): 534-5.

6 Orr TM, et al. Methemoglobinemia secondary to over-the-counter Anbesol. Oral Surg Oral Med Oral Pathol Oral Radiol Endod. 2011 Feb; 111(2): e7-e11.

7 Hsiao-Wu GW, et al. Use of the cold test as a measure of pulpal anesthesia during endodontic therapy: a randomized, blinded, placebo-controlled clinical trial. J Endod. 2007 Apr; 33(4): 406-10.

マイクロスコープとラバーダムの使用

マイクロスコープは必須か？

「根管治療にはマイクロスコープが必須」。近年、強く主張されているが、根管が直線的な前歯ならまだしも、根管が湾曲した大臼歯の場合は根管口の入り口付近しか見えず、湾曲している根の先はCBCTやレントゲンの読影に頼るしかない。それではマイクロスコープ（以下：マイクロ）など必要はないかというと、そんなことはない。根管口が見えるだけでも十分施術の助けになる。

マイクロを使ったほうが予後がよいとする文献はあまりない。個人差が大きい根管の形態、術者のスキルや根管治療の術式など根管治療の予後を大きく左右する要素がほかに複数ある。それに比べれば、マイクロの使用の有無などは軽微な要素でしかありえない[1]。つまり、比較のしようがないから、マイクロを使おうが使うまいが治療結果には結びつかないとしか結論づけようがないのだ。

エビデンスベースというより、ラバーダム同様に、使わないより使ったほうが作業が楽になるという程度、根管治療においてマイクロは必須とはいえないと私は考える。むしろ、必須なのはマージンの均等な厚みが要求されるセラミックの歯冠形成などにおいてだ。

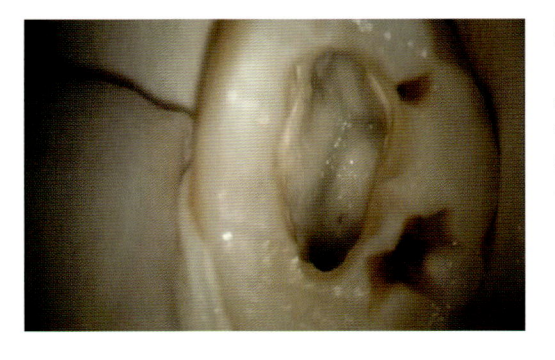

図1　マイクロスコープで見た根管口

根管口の解剖学的な位置を意識するとともに、実際に見た映像から位置を判断する必要がある。

患者さんに患部を見せる

では、マイクロで何を見るべきか？　私は根管口として設定した部位の位置と、根管内上部のゴミを確認する。

　歯根破折をきたしている症例では、破折部分の確認も欠かせない。歯根破折はどこでも起こるといわれているから、見える場合は幸運だ。その折れた部分を動かして泡が出ている画像や動画を録画して患者さんに見せる。マイクロは術者の見ている術野を患者さんに見せられるという点が最大のメリットだと思う。

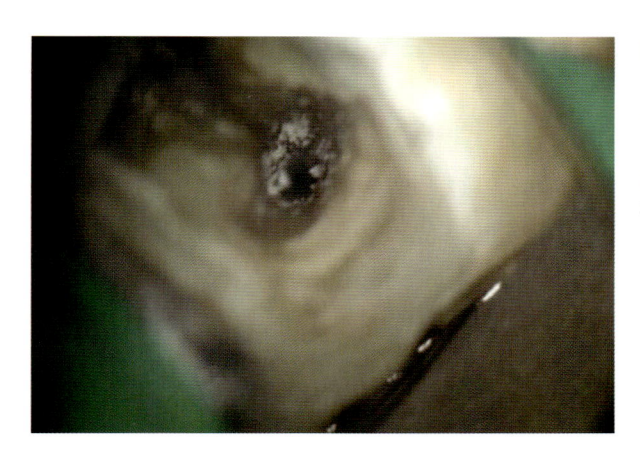

図2　根管口付近の汚れ

マイクロを使っても、汚れが見えるのは根管口付近で、臼歯部では根尖部の汚れはまず見えない。

マイクロの効果的な使用法

　マイクロの使用に関して、根管治療のみ、あるいは自費診療だけに限定しているという話をよく聞くが、大きな誤りではないか。日常的な視野とは異なる、特殊な視野と操作に熟練し、効果的に使いこなすためには、すべての診療に使用する必要を感じる。できれば全治療ユニットに装備することが望ましい。

　さて、マイクロで重要な機能は、じつはレンズなどの光学系機能よりもアームだと思う。私が理事長を務める医療法人敬友会の4つの診療所には21台のマイクロを導入している。ドイツのツァイス社製19台、ほか2台。ツァイス社製以外のマイクロは明らかに人気がない。アームの取り回しが硬く使いにくいからだろう。その点、ツァイス社製はアームの取り回しが非常にスムーズだ。

　またツァイス社製のマイクロには、左右の接眼レンズが常に水平を維持するモラー機能という他社製にはない特徴があり、首を曲げて顕微鏡に体を合わせる必要がない。ところがモラー機能が標準装備されたタイプは販売を終了し、ツァイスの誇る特許技術は高額のオプションになってしまった。実用性の低いズーム機能のバリオスコープが標準装備されたことは、どうにも合点がいかないが、首の健康を考えるとオプションを選択せざるをえないと思う。

図3 ドイツ・ツァイス
社製マイクロス
コープ「ピコモ
ラー」

接眼レンズ部分にアームが
ついた特許技術。他社製は
鏡筒にアームがついている
ため、マイクロを動かすと
接眼部も動いてしまう。

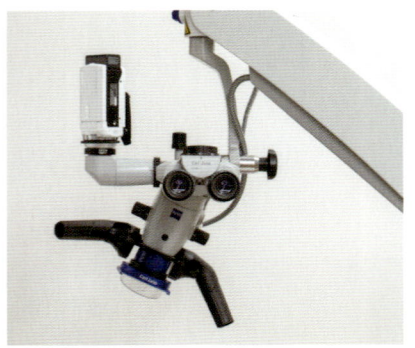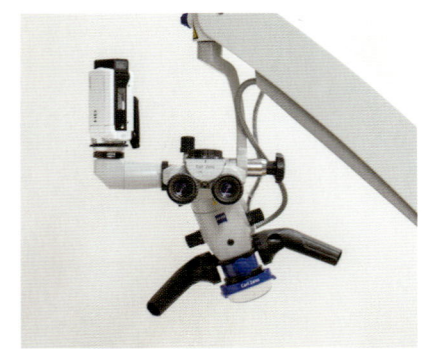

マイクロで治療の様子を録画

録画機能の
効果的な
活用と
セッティング

　マイクロには術者が見ている術野を録画できる機能があり、患者さんへの説明ツールとして活用できる。ツァイス社製の場合、鏡筒にアダプターをつけてそこにビデオを接続する。当会ではソニー製のハンディカムを使っている。内蔵カメラもあるが、壊れた場合に修理代が嵩むことと、ハンディカムならアシスタントが液晶画面を見ることで治療の状態を確認できるため、作業効率が上がる。

　ハンディカムからの出力映像をパソコンに取り込めば、患者さんに動画を見せたり、静止画にキャプチャーすることもできる。当会では、この画像で治療を説明するのは助手の仕事だ。ハイビジョンでパソコンに取り込むことも可能だが、装置が高価になるうえに、パソコンのメモリ容量オーバーを起こしかねないので、採用するメリットは少ない。ビデオキャプチャーを用いた録画で十分だと思う。

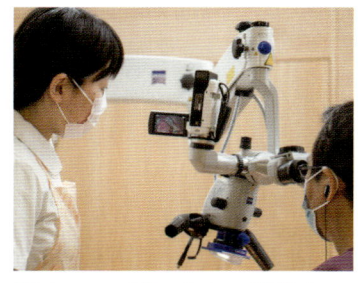

図4　ハンディカムの画像を
　　　確認する

助手に見やすい位置に配置したハンディカムの小型液晶画面で、アシスタント業務をしながら術者の作業内容を確認できる。

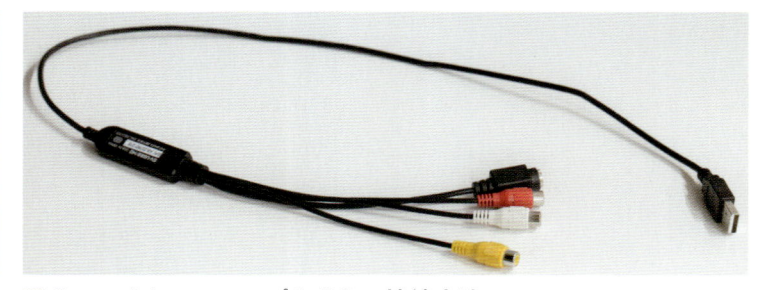

図5　マイクロスコープとPCの接続方法

ハンディカムの映像出力コードをアイ・オー・データ機器のビデオキャプチャー（GV-USB2）に接続し、パソコンにUSBで接続する。当会では動画の視聴にフリーソフトのGOM Playerを使っている。

ラバーダムは治療予後を担保するか？

K.SRCT、日常の保険診療を問わず、ラバーダムは使用したほうが施術を楽に行える。ではラバーダムは予後を担保するか？

最近よく引用されている文献に、台湾におけるリサーチの研究報告[2]がある。台湾での健康保険のデータに基づいて2005年から2011年のあいだに根管治療を受けた合計51万7234歯について、ラバーダムの使用の有無が歯の生存率にかかわったかどうかを調べたもので、使用が未使用に対して2％弱有意に高かったとしている。ただし、この論文は抜歯か抜歯に至らなかったかを比較した、かなり極端な比較だ。また、ラバーダムを使用する歯科医師は意識とともにスキルも高いことも考えられる。つまり、ラバーダム以外の要因が生存率を左右したであろうことも容易に想像がつくのだ。

信頼性の低い
エビデンス

また、ラバーダムを装着したほうが根管治療の予後がよいとする研究報告[3]もあるが、この論文の場合はラバーダムを装着した歯の追跡数が28例で成功率が93.3%だったのに対して、ラバーダムを装着しなかった歯は128例で成功率73.6%だった。母集団数に差がありすぎるうえ、この研究は根管治療時の使用ではなく、根管治療後にポストを装着するときのラバーダム使用の有無を比較したもので、いまひとつ信頼性を欠く。

一方、ラバーダム使用の有無は、根管内の消毒の有効性には影響しないなどという研究報告もある[4]。私はこれに同意する。唾液は患部に入らないほうがよいが、入ってしまったからといって治療が失敗に終わることはない。しっかりと洗浄すればそれほど問題視することはないのではないか。

施術の補助器
具としての
有効性

私はラバーダムの使用を決して否定しているわけではないし、K.SRCTではラバーダムを使用している。ただ、その理由は使用したほうが両手が使えるようになることと、唾液が侵入して洗浄の回数が増えるような手間がなくなることだ。

当会で行ったK.SRCTのデータを見ると、保険診療で行った治療も含んでいるため、全例がラバーダムをしているとは限らないが、根尖病変を生じていないことを予後良好とする基準において非常に高い成功率を示している。治療予後に影響を与えるというエビデンスの信頼性が低いことと考えあわせると、ラバーダムの有無は根管治療の成功率に密接に関係しているとはいえないと考えざるをえないのだ。

大臼歯に使用するラバーダムのクランプは 26N 推奨

なお、ラバーダム使用の際のクランプの選択は、大臼歯なら 26N（N は翼なしの意）を推奨する。翼なしのクランプを使う方はあまりいないと思うが、翼が邪魔をせず非常に治療が行いやすい。

図6　26N 翼無しクランプと 26N クランプ

ラバーダムシートの上からクランプの先端を入れて、それをひっくり返して歯に装着する

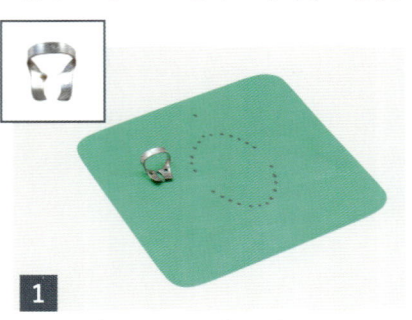

1 ラバーダムとクランプシート。

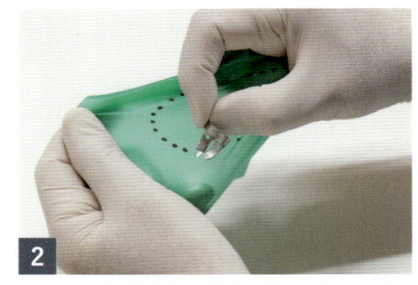

2 ラバーを掛けた歯の遠心側（後ろのこと）からクランプの翼の部分をパンチで開けた穴に通す。

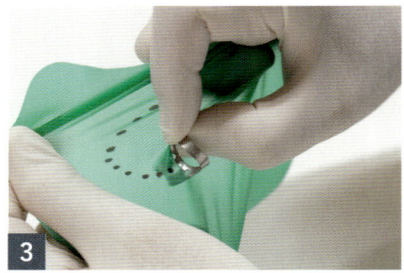

3 翼を通したところ。

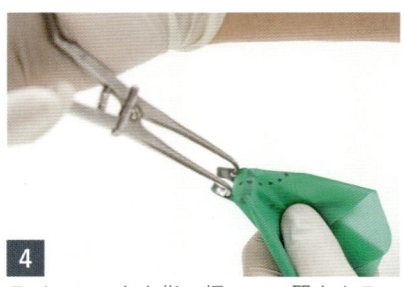

4 ラバーシートを指で握って、翼をクランプフォーセプスで把持する。

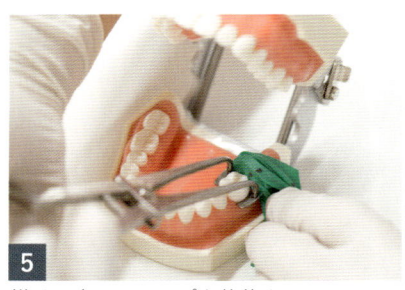

5 掛ける歯にクランプを装着する。

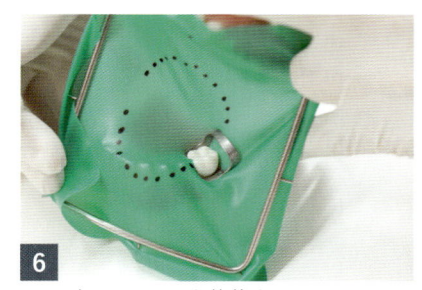

6 ヤングのフレームを装着する。

参考文献

1 Del Fabbro M, et al. Magnification devices for endodontic therapy. Cochrane Database Syst Rev. 2009 Jul 8;(3)

2 Lin PY, et al. The effect of rubber dam usage on the survival rate of teeth receiving initial root canal treatment: a nationwide population-based study. J Endod. 2014 Nov; 40(11): 1733-7.

3 Goldfein J, et al. Rubber dam use during post placement influences the success of root canal-treated teeth. 2013 Dec; 39(12): 1481-4.

4 Biezanek T, et al. Comparison of root canal system disinfection effectiveness with and without rubber dam use. Pomeranian J Life Sci. 2015; 61(1): 73-6.

CBCT による診断

根尖病変の診断にアキシャルスライスが有用

　講習会などでは、いまだにレントゲンの 14 枚法などが使われている。任意の場所でスライスできない規格撮影しかなかった頃ならともかく、現在では CBCT を活用したほうが説得力が増すと思うのだがどうだろう。

　根管治療を行う際、CBCT は当然あったほうがよい。通常のデンタル X 線やオルソパントモグラフィー（以下、パントモ）では、前後の骨や歯根を透過して像を結ぶから、デジタルであろうがアナログであろうが、前後の画像が写り込んでいる。よって根尖病変の有無すらも確信を持った診断ができない。

　CBCT ならば、どの方向にも 0.2mm 幅程度でスライス画像を得ることができる。特に横断面のスライス画像（軸位／アキシャル）は根尖の水平断層を見ることができる。根尖病変の診断にアキシャルスライスは非常に有用だ。また、水平的な歯根破切に対して、5 つの機種での検出率を比較した文献では、アキシャルスライスが最も検出に有効であったと述べている[1]。

CBCT による
根尖の
水平断層

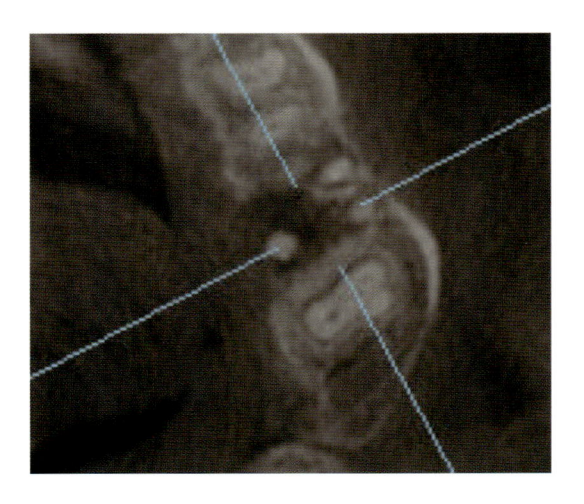

図 1　アキシャルスライスによる根尖病変の確認
上顎左側第一大臼歯の横断面。口蓋根周囲の骨欠損が特に顕著であることがわかる。

CBCT の精度を示すさまざまな文献

根管の湾曲形状
根管の数
石灰化の状態を
確認

　CBCT は根の湾曲の形状や根管の数、石灰化の状態まで観察できる。この情報を得られるかどうかは、治療の速度や結果に大きくかかわっていることは間違いない。

　根管充塡後のデンタル X 線と CBCT での画像を比較した研究報告では、デンタル X 線の評価は低く[2]、根尖病変の予後の評価もデンタル X 線は CBCT の劣位にある[3,4]。また、より詳細に患部を観察できる CBCT による評価は、デンタル X 線での評価より辛口になる[5]。それだけ正確といえる。スライス幅も 0.2mm 弱と薄切りにできるので、X 線の情報量とは比べものにならないのだ。

　巻末の症例集では、CBCT による画像を紹介しており、矢状面、冠状面、横断面と 3 方向からの情報が術前、術後と比較できるので参照していただきたい。

側枝の検出に
有用か？

　根管内のポストの長さと根尖病変の関係において、デンタル X 線と CBCT で根尖病変の検出率を比較した研究では、デンタル X 線では検出率 38.92% だったのに対して、CBCT では 60.19% が検出されたという[6]。ただし、CBCT でも側枝の検出には有用ではないとする研究がある[7]。また、CBCT は上顎大臼歯の近心頰側第二根管（MB2）の発見に対して限界があるとする研究もある[8]。しかし、CBCT でも解像度が低い機種もあり、一概にそういえないのではないか。私の臨床経験上、MB2 の有無については、CBCT によってかなりの頻度で確認できている。ただし、MB 根と MB2 根が根尖付近で交通していることまでは不明な場合が多い。

　上顎第一小臼歯の抜髄治療後、鈍痛が 3 か月間持続した症例をCBCTで撮影したところ、頰側根管が 2 根管であり、これが原因であったことを報告している日本の文献もある[9]。

根管長の測定にも有用

根管長の測定

　さらに CBCT のメリットは、パントモのように伸びた画像ではなく、縦横比が正確な画像を得られることだ。インプラントの際には骨の厚みの計測に使われていると思うが、同じように歯根の長さを計測することができる。それを参考にしてキャナルメーター（電気根管長測定器）の値を読めば、さらに正確な根管長を知ることができる。

K.SRCT においては、大臼歯の治療術前の CBCT 撮影を必須としている。また大臼歯の根管充填後の確認（特に上顎の 6 番、7 番）は CBCT で行うことが多い。

　CBCT というと、現在の日本ではインプラントのために活用するという認識が主流だが、先日会見したアメリカの根管治療専門家ブキャナン氏も、根管治療に CBCT は必須との認識を示していた。根管治療の精度を上げるためにぜひ活用していただきたい。

パントモだけでは診断しにくかった症例

CBCT による
骨欠損の確認

　以下、通常のパントモでは診断しにくかった根尖病変の症例を紹介する。

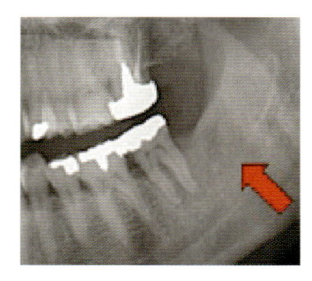

【症例 1-A】
パントモ画像

遠心には骨欠損は認められない。

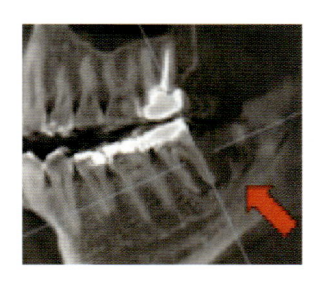

【症例 1-B】
CBCT によるスライス画像
（0.183mm）

大きな骨欠損が認められた。

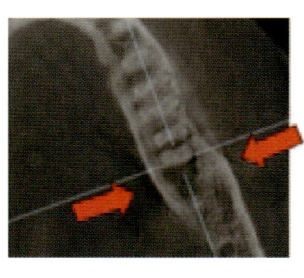

【症例 1-C】
CBCT によるスライス画像
（軸位撮影）

軸位撮影によると、両側の骨が厚いためにパントモでは中心部の骨欠損が写らなかった。

　非常に有用性の高い CBCT にも短所がある。アーチファクトといわれる現象だ。計測や解析の段階で発生したデータのエラーや信号の歪みを指し、CBCT の場合、X 線透過率が異なる物質がひとつの撮影物に含まれると、透過率の低い物質からノイズが発生することによって、画像の輪郭がぼやける現象が生じる。主にメタルで発生するが、ガッタパーチャのように造影剤を含んでいる物質でも起こりえる。

　根管充填後の確認を CBCT で行う場合、非常に太くガッタパーチャが写り、歯を削りすぎたのではないかと不安になることがある。しかし、デンタル X 線と比べると、その写り方には大きな違いがあることに気がつく。やはり、ガッタパーチャでもアーチファクトは生じているのだ。巻末の症例集には、CBCT による根管治療後の多くの画像を掲載したが、削りすぎのように見える部分はこのためである。

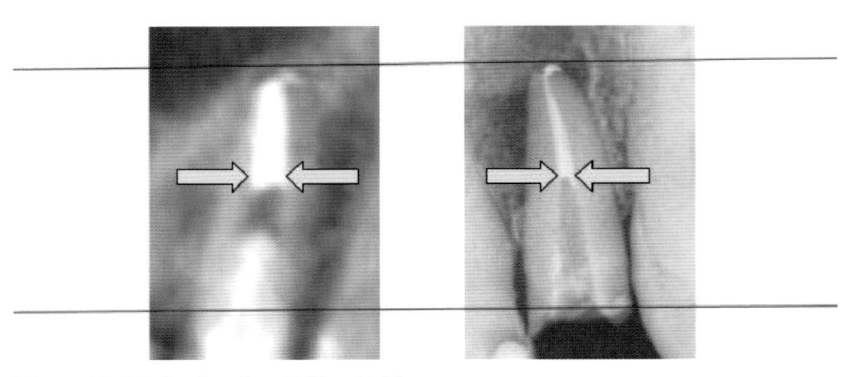

図 2　CBCT とデンタル X 線の比較
同一の歯牙を同一方向から撮影した CBCT（左）とデンタル X 線（右）。

参考文献

[1] Hassan B, et al. Comparison of five cone beam computed tomography systems for the detection of vertical root fractures. J Endod. 2010 Jan; 36(1): 126-9.

[2] Liang YH, et al. Endodontic outcome predictors identified with periapical radiographs and cone-beam computed tomography scans. J Endod. 2011 Mar; 37(3): 326-31.

[3] Lofthag-Hansen S, et al. Limited cone-beam CT and intraoral radiography for the diagnosis of periapical pathology. Oral Surg Oral Med Oral Pathol Oral Radiol Endod. 2007 Jan; 103(1): 114-9.

[4] Van der Borden WG, et al. Area and 3-dimensional volumetric changes of periapical lesions after root canal treatments. J Endod. 2013 Oct; 39(10): 1245-9.

[5] Patel S, et al. The detection of periapical pathosis using digital periapical radiography and cone beam computed tomography - part 2: a 1-year post-treatment follow-up. Int Endod J. 2012 Aug; 45(8): 711-23.

[6] Estrela C, et al. Influence of intracanal post on apical periodontitis identified by cone-beam computed tomography. Braz Dent J. 2009; 20(5): 370-5.

[7] Sousa TO, et al. Feasibility of Cone-beam Computed Tomography in Detecting Lateral Canals before and after Root Canal Treatment: An Ex Vivo Study. J Endod. 2017 Jun; 43(6): 1014-1017.

[8] Parker J, et al. CBCT uses in clinical endodontics: the effect of CBCT on the ability to locate MB2 canals in maxillary molars. Int Endod J. 2017 Dec; 50(12): 1109-1115.

[9] 野圦由一郎 他、根管治療を再考する、日歯内療法誌 32(2)：87-96、2011

根管の形態と数

湾曲した根管

個人差の
大きな
湾曲の形状

　根管の形態には、かなりのバリエーションがある。Nagy らは 4 種類の曲がり方をしているとし、さらにそれぞれにも湾曲の違いがあることを示している[1]。臨床では、湾曲した根管を作業性を高めるためにストレートラインアクセスできるように形成し、最小限に切削して緊密な根管充填ができるように仕上げなければならない。

　イタリアの Castellucci が書いた Endodontics の教科書には根管について詳しく書かれているので、ぜひ参照を勧めたい。

　実際の臨床において、前歯のような直線的な根形態の歯はそれほど悩む必要がなく、ストレートラインアクセスできる。一方、臼歯部に関しては、ある程度の法則で対応しなければならない。「根の上部 3 分の 2 は真っ直ぐ。根の先端 3 分の 1 が曲がっている」。これはカリフォルニア州でご開業の清水藤太先生に教授された根の湾曲の基本的な法則性だ。

　この湾曲の法則により、根管治療では器具を使い分ける。ただし、原則から外れている歯もあるため、常に CBCT で根の曲がり具合をよく見ておく必要がある。

図1　根管の湾曲

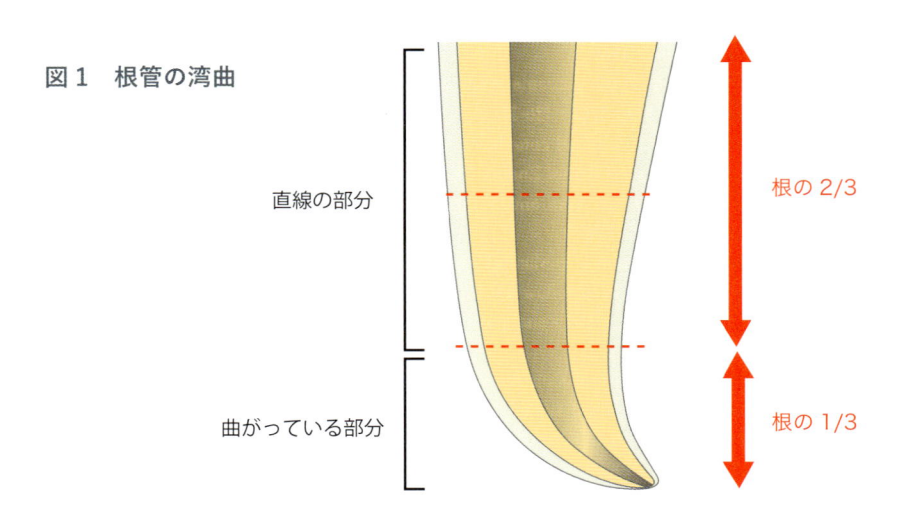

直線の部分

曲がっている部分

根の 2/3

根の 1/3

　K.SRCT では根の形態を利用して根管形成を行う。大臼歯部では、エンド三角を除去して根を直線化し、ストレートラインアクセスができるように形成する。

　下顎第一大臼歯が 4 根である場合は、遠心舌側根の湾曲が強いものがあり、注意が必要だ。つまり、根の先 3 分の 1 で曲がっているのではなく、根の真ん中あたりで曲がっている根があるのだ。

　通常の根は近遠心的に薄い部分ができないように根管形成をするが、この場合には頬舌側に気をつける必要がある。

図 2　湾曲の強い歯牙
歯根の半分程度が亜湾曲している下顎第一大臼歯遠心舌側根。

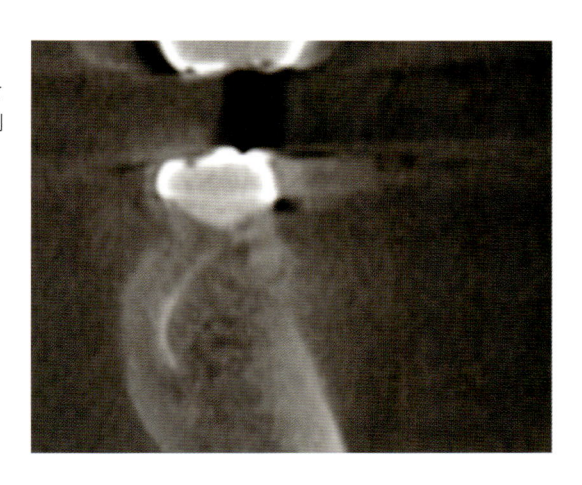

日本人の歯における歯根の形態と数

　日本人の歯における、歯根の数や形態についての研究がいくつか見られるので紹介しておきたい。

　上顎の小臼歯では、第一小臼歯はほぼ 8 割が単根。その根管数は 8 割が 2 根管。第二小臼歯はほぼ単根で根管数は 7 割が 1 根管だったと中澤弘貴らは述べている[2]。ここで根管形成の際に問題になるのが上顎第一小臼歯だ。2 根で 2 根管の歯の治療時に中隔部にパーフォレーションを起こしているケースをよく見かける。CBCT で確認しておけば、このようなことは起こりえないが、CBCT がない場合は注意が必要となる。

　また、日本人の上顎大臼歯の歯根の数や根管形態を CBCT で観察した研究では、上顎第一大臼歯では 99.6% が 3 根、上顎第二大臼歯でも 85.7% が 3 根であった。また、第一大臼歯では、近心頬側第二根管などの存在により 75.8% が 4 根管であった。そして、上顎第一大臼歯の近心頬側根においては、2 根管 2 根尖孔を有する頻度が高く、ほぼ半数にのぼったとされている[3]。

下顎第二大臼歯における樋状根の根管治療は、経験が浅い場合、難儀することがある。日本人の場合、この出現率を39.9%とする研究結果がある[4]。

K.SRCTの予後を見るにあたり、過去のCBCTを見直した際に、MB2の片方を見落としている症例が2例見つかった。症状はないものの、根尖病変が軽微に存在しており、やはりしっかりした根尖の閉鎖がいかに大事かを思い知らされた例である。

それでは側枝はどれくらいあるのだろうか？　日本人のデータではないが、Vertucciは2400本の脱灰標本をつくって根管の形態を観察した。それによると、最も少ない下顎中切歯で20%、最も多い上顎第二小臼歯で59.5%と報告している。また、側枝の60%以上が根尖部にあるが、6〜16.4%は根の中間部に、0〜10.7%は歯頸部にあったとしている[5]。また、下顎の切歯について調査した日本の研究[6]では、CBCTで50歯を観察した結果、根尖孔と根尖が一致したのは8歯のみ。8割程度は根尖孔と根尖が一致していない。

図3　根尖孔と根尖が一致しない例

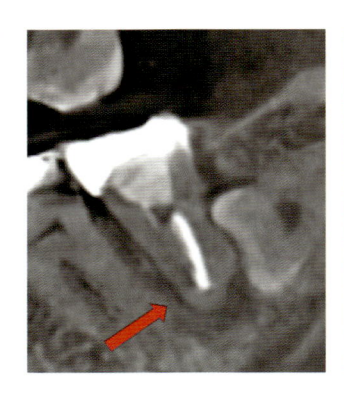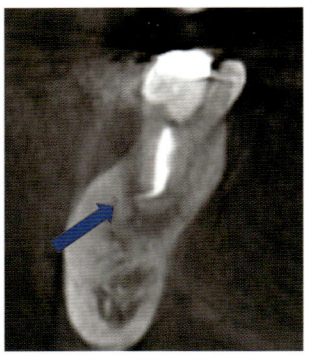

デンタルX線やパントモのような頬舌的な映像では、まったくのアンダー根充に見える。しかしCBCTによる冠状面での映像によると根尖が大きく頬側に湾曲しているのがわかる。頬舌的に湾曲している場合は、CBCTで確認するしかない。

このように、歯の解剖学的な特徴を、ある程度知っておくことも必要だが、CBCTが活用できる環境であれば、3つの画像（軸位面、矢状面、冠状面）を見て、患歯の立体像をイメージしておくことは重要である。

参考文献

1 Nagy CD, et al. A mathematically based classification of root canal curvatures on natural human teeth. J Endod. 1995 Nov; 21(11): 557-60.

2 中澤弘貴 他、日本人上顎小臼歯の歯根と根管形態の分析、日歯内療法誌、38(1)：31-35、2017

3 小川淳 他、歯科用コーンビームCT画像における上顎大臼歯の歯根および根管形態の観察、日歯内療法誌、38(1)：57-62、2017

4 小川淳 他、歯科用コーンビームCT画像における日本人下顎第二大臼歯の歯根と根管形態の観察、日歯内療法誌、39(1)：12-18、2017

5 Vertucci FJ. Root canal anatomy of the human permanent teeth. Oral Surg Oral Med Oral Pathol. 1984 Nov; 58(5): 589-99.

6 西田太郎 他、マイクロCTによる下顎切歯根管形態の分析、日歯保存誌、58(1)：42-52、2015

根管口とエンド三角

エンド三角の除去とストレートラインアクセス

　根管形成に関する参考書などでは、「髄腔を開腔して根管口を見つけ、根管口にファイルを挿入して根尖を探す」などと記述されているが、K.SRCT では、この根尖を探す作業をこの段階では無理には行わない。エンド三角が邪魔して、ファイルを根管内に挿入すること自体が難しく、根尖へストレートラインアクセスできない状態で根尖を探すと、ファイルの破折につながりかねないからだ。

KEYWORD📖

髄腔開腔とストレートラインアクセス

　根管治療の際に最も時間をかけるべき作業が、前準備である髄腔開腔（プリパレーション）だ。根管口へのアクセスのアウトラインを決める外形の形成と、根管に直線的にアクセスするためのストレートラインアクセスの確保がその目的となる。この作業に根管形成全体の6～7割を費やすべきという指摘もあり、私もこの点については同意する。

　エンド三角が大きく張り出している症例では、除去に時間を要することも多々あるが、この作業は不可欠だ。K.SRCT では、根管口付近の象牙質を切削して外側に拡げることでエンド三角を除去する。私はコントラを、主に以下の4通りの方法で行っている。

1　根管治療用のコントラを用いる

　歯科用の切削器具は回転運動によって切削するものがほとんどで、根管の片側に押しつけても回転運動の中心に沿って削れてしまう。私が使用しているコントラは、K ファイルが直接取りつけられ、上下 0.4mm 幅の往復運動で歯質を切削する。音と振動があるため、私は根管内で削る前に患者さんの耳元で一度音を聞いてもらうようにしている。

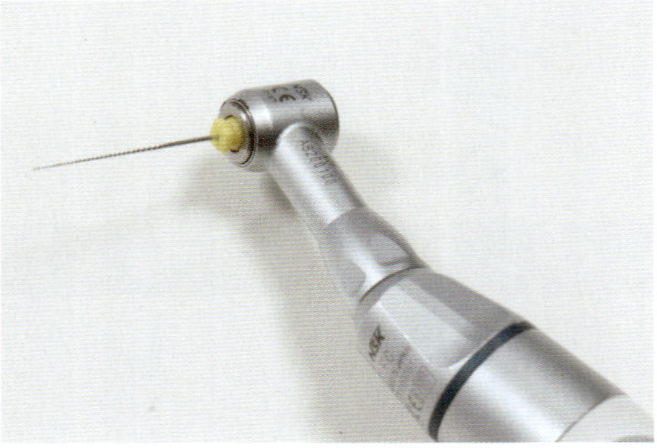

図1　往復コントラ
　　ナカニシ VM-Y

2　超音波チップを用いる

　私はモリタのソルフィーを使用している。この場合、先端の尖ったチップを用いて注水せずに行う。しかし、往復運動のコントラに比べて、ステップをつけてしまう可能性があり、熟練を要する。

3　ゲイツドリルを使用する

　外側に押しつけて削っていく。ゲイツドリルは回転軸を中心に同心円状に削れる傾向が強いため、無意識に根管口部で回転させるとエンド三角の除去はできず、歯質を薄くする傾向がある。エンド三角の除去に使う場合は先端を外側に押しつけて削る程度にする必要がある。

4　Hファイルを使用する

　時間はかかるが、外側を掻き上げて切削する。

エンド三角の
除去
可否の判断

　エンド三角の除去の可否はファイルの傾きで判断する。ファイルが立っていなければ、ストレートラインアクセスはできない。エンド三角の除去が不十分な状態で、ゲイツドリルや NiTi ファイル（K.SRCT ではほとんど使わない）を使用すると、破折する危険性が高まる。

根尖の探索

　エンド三角を除去したあと、#8の K ファイルを使って丹念に根尖孔を探す。1時間程度根尖を探索してもスティッキー感（ねばりつく感覚）がファイルに伝わらないなら、この段階ではそれ以上の探索は断念する。しかし、根尖病変が存在する場合は、どこかに空隙があるはずだから、プレカーブの方向を変えるなどしてできるだけ発見に努めたほうがよい。

外形の形成とエンド三角の除去の実際

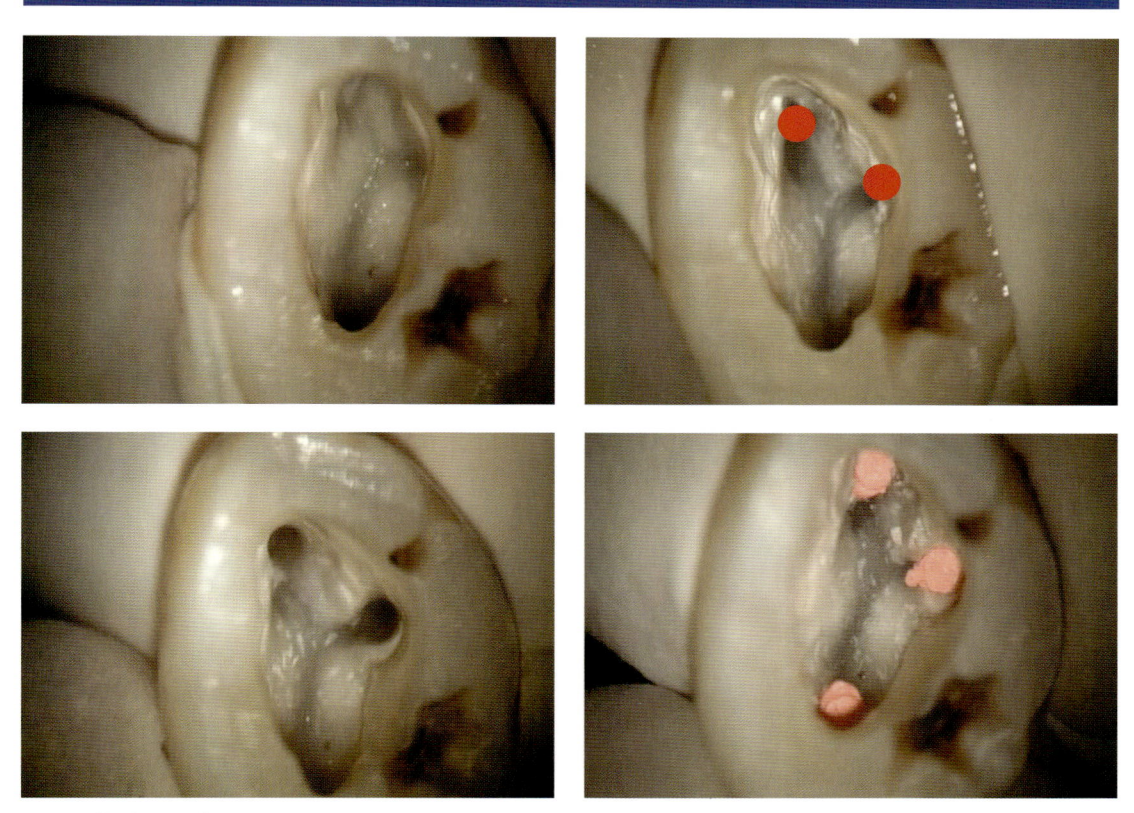

図2　外形の形成

左上：根管口が見える。右上：ゲイツドリルを最初に入れる場所。左下：根管形成が完了したイメージ。右下：根充も丸く。

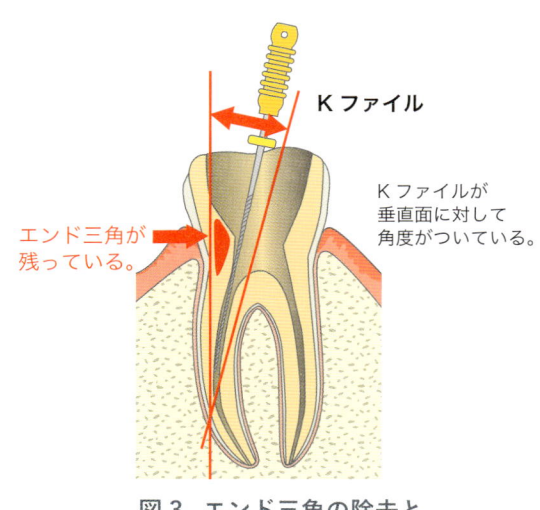

Kファイル

Kファイルが
垂直面に対して
角度がついている。

エンド三角が
残っている。

**図3　エンド三角の除去と
　　　　ストレートラインアクセス**

抜髄処置のポイント

削りすぎない根管形成と残髄の処置

　抜髄処置は再根管治療より簡単だといえるが、削った歯質は自然に再生することはないのだから、抜髄処置における根管形成は再根管治療以上に注意を払わなければならない。

「作業長
マイナス
6mm」の
拡大形成

　第1に歯質を必要以上に削らないこと。誰もがそう思っているはずだが、今までの根管治療には明確な指標がなく、削りすぎなのか削り足りないのか、判断は術者まかせだった。のちに詳述するように、K.SRCTでは根管の拡大形成を「作業長 マイナス6mm」と明確に数値化している。

残髄の
除去処置

　第2に根尖部の歯髄の取り残しが意外と多いこと。根管がストレート形態の場合、マイクロスコープを使って根尖部付近を見ると、残髄がスポンジの切れっ端のように見える。Hファイルなど鈎手構造の器具で残髄を掻き上げようとしても、時間がかかるばかりで、ほぼ取れない。私はピアス社の#00という、いちばん細いクレンザーを使う。これで絡め取るのが速い。残髄を根尖部より引きちぎることができれば、その瞬間に出血して残髄だったと気がつく。微小な組織なら、次亜塩素酸ナトリウムで溶解できるような気がするが、根尖部付近まで還流しないのか、時間をかけても溶けない。

　抜髄の際の激しい出血に面食らって、パーフォーレーションと勘違いすることが多々あると聞く。パホっていないのに出血が激しい場合は、感染した歯髄が根管内に残っていることが多い。このような場合は、次亜塩素酸ナトリウムで血液を凝固させるとともに、クレンザーを使用して残髄の除去を行う。大方の抜髄ができたら、根管内に綿栓を入れて3分以上待って止血を確認し、それから根尖を探せばよい。

抜髄処置の
根管洗浄

　ほかの項にも書いたが、根管洗浄に私は2.5%次亜塩素酸ナトリウムを使っている。交互洗浄は当然行うが、過酸化水素水ではなく、エチレンジアミン四酢酸（以下EDTA）であることはいうまでもない。抜髄処置の場合は、「次亜塩素酸ナトリウム1分→EDTA1分→次亜塩素酸ナトリウム1分」が根管洗浄の1クールである。

削りすぎない根管形成

過剰切削による悪影響

　カリエスや歯周病のほかに、歯の寿命を縮める大きな要因は歯根破折だと私は考えている。歯根破折の原因は、メタルコアかもしれないが、歯質の削りすぎも無視できない。よって、根管形成においては削りすぎないこと、かつ緊密に根管充填ができるように必要最小限の拡大形成を行わなければならない。

　根管内の歯質を削りすぎる主たる原因となっているのが、髄腔開腔（アクセスビリティプリパレーション）不足ではないか。エンド三角を除去せずに回転切削器具を根管内に突っ込んだのではないかと思われる症例が散見されるのだ。

　回転切削器具のなかでもピーソーリーマーは、根管の過剰切削の元凶といっても過言ではない。ゲイツドリルと違って刃部が長いため、直線的に広範囲の歯質が削れる。エンド三角を除去したとしても、湾曲した根管のなかでピーソーリーマーを使うと、下顎第一大臼歯の近心根の場合には遠心側の壁が薄くなるほど削れてしまうことになる。最悪の場合、歯質が薄くなるのみならずパーフォレーションに至る（ストリップパーフォレーション）。

> ピーソーリーマーと過剰切削

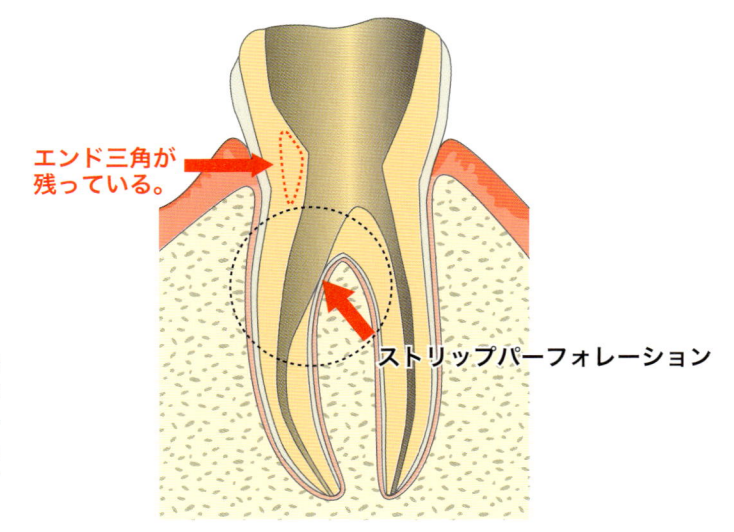

図1　ストリップパーフォレーション

多くは、エンド三角の除去が不十分であるにもかかわらず、刃部の長いピーソーリーマーやロングダイアモンドバーを根管内に挿入することによって起こる。

ストリップパーフォレーションに至った場合、通常のパーフォレーション同様に MTA セメントで閉鎖を試みることになるが、歯質壁面に対してセメントを充填しなければならないため、処置が非常に難しいし、たとえ穿孔部に充填できたとしても、周囲壁面が薄くなっていることから予後不良は避けがたい。

歯の象牙質の圧縮強度が 300MPa 程度[1] なのに対して、MTA セメントの硬化後の強度はそれには遠くおよばない。デンツプライシロナ社から発売されている「プロルート」を例に取ると、メーカーの計測値では 1 週間後で 62.1MPa とされているが、20.57 ± 1.67 とする文献もある[2]。両者にかなりの数字の開きはあるものの、どちらにしても象牙質の 300MPa の比ではない。歯質の強化にはならないことは容易に推測できる。ちなみに、日本でつくられている YAMAKIN 株式会社の「TMR-MTA セメント」では、その製品レポート[3] によると、水分率を 18％にした場合の圧縮強度は、1 週間後で 175MPa とされているから、「プロルート」よりはマシかもしれない。

MTA セメントが歯質の補強にならない以上、根管が湾曲した大臼歯の根管治療にピーソーリーマーは禁忌といえる。ほかの歯に使用する場合も、特定の歯根面を過剰切削しないような注意が必要となる。なおゲイツドリルは、エンド三角の除去不足などによって無理な力がかかった場合、歯質に負担をかけることなく折れる。刃部ではなく、根元の細い部分で折れるから容易に取り除くこともできる。これに対して NiTi ファイルが折れるときは、必ず先端が折れるから、破折断片の回収に骨を折らなければならない。

MTA セメントの強度

ファイルにより異なる破折位置

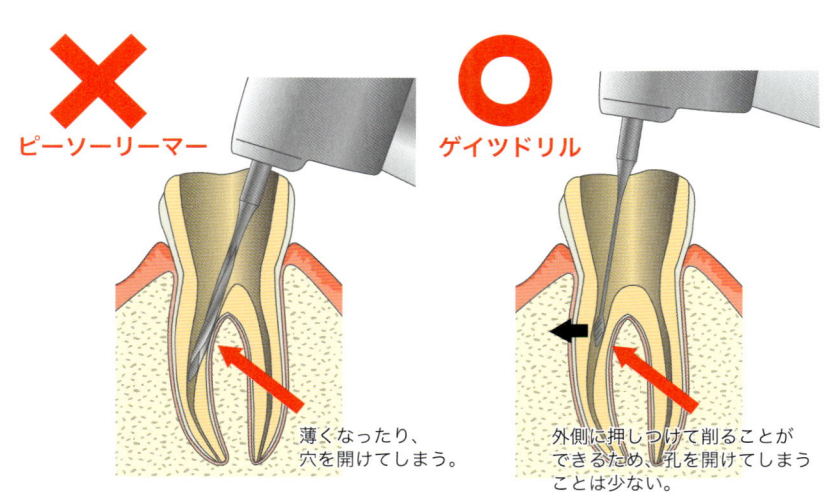

ピーソーリーマー

薄くなったり、穴を開けてしまう。

ゲイツドリル

外側に押しつけて削ることができるため、孔を開けてしまうことは少ない。

図 2　ピーソーリーマーとゲイツドリルの違い

大臼歯のような狭い根管内においては、エンド三角を除去したとしても、ピーソーリーマーを使用した場合、直線的に削りすぎてしまうことが多い。しかし、ゲイツドリルの場合は直線的には削れにくい。

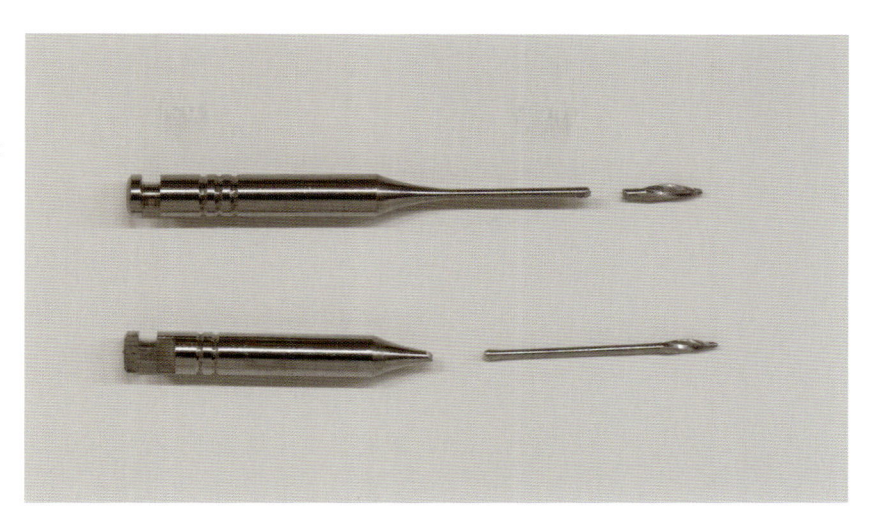

図3 ゲイツドリル が折れる場所

ゲイツドリルはラグビーボール状の刃部が細い柄状部分についている。折れる場合は、この刃部と柄状部分の接合部では折れない。つまり、写真上段の部位では折れず、下段の部位で必ず折れる。よって折れても回収はピンセットで容易にできる。

使用ファイルの選定

> 大津式の
> 根管形成の
> 短所

　K.SRCT は故大津晴弘氏のオピアン・キャリア法を根管充塡の基礎としているが、根管形成には大津式を用いていない。大津式の根管形成は長いダイアモンドバーを使う。私も最初はこのロングダイアモンドバーを使って根管形成を行っていたが、根管の削りすぎとともに、ステップがつきやすい傾向があった。周知のようにダイアモンドバーはアッという間に削れるため、経験と職人芸、器用・不器用の差が如実に出る。非常に危険な道具なのだ。

　大津氏は著書[4]で根管内の切削を最低限にする必要があると、削りすぎを戒めているのだが、それでも私は削りすぎと考えた。この著書には、オピアン・キャリア法の実績が記載されているのだが、観察期間が 12 か月〜49 か月とやや短く、もっと長く観察していれば、根管内の過剰切削による歯根破折が多数起きていた可能性があると推論したのだ。また、拡大形成の指標がないことも大津式の根管形成を採用しなかった理由だった。

図 4　使わないほうが無難な、全長の長い 根管治療用のタービンバー

ほとんどが日本の H 社製。考案者のイニシャルがついている場合が多い。全長 37mm 程度の長いバーもある。根管内でのタービンバーの使用は危険極まりないと考える。

全長 35mm の
長いタービング用のバーがある。

ゲイツドリル
使用サイズ

　前述のさまざまな理由から、K.SRCT では、ゲイツドリルによる根管形成が主体となる。

　ゲイツドリルには、作業部最大径の細い順に #1 から #5 があり、それぞれにショートとロングがある。K.SRCT の根管形成においては、#1 は使用しない。使用頻度の高いのは #2 で、次いで #3 と続く。#4 はオリフィス部（根管上部のガッタパーチャ格納部分）の形成のみに使う。#5 の使用頻度は低い。使用の順番とオリフィス部については後述する。

NiTi ファイル
の使用は
低頻度

　また、NiTi ファイルを使う頻度が低いのも K.SRCT の特徴だ。前歯ではほぼ使用せず、臼歯でも使用頻度は高くない。使用する場合も根管を多少拡げる程度で、根尖近くまで押し込むような使い方はしない。NiTi ファイルで根尖付近までアプローチをすると、「ルート ZX」など根管長測定器を使っていても根尖付近を破壊しかねないからだ。K.SRCT では、根尖部は手用の K ファイル以外ではアプローチはしない。これも大きな特徴のひとつだ。

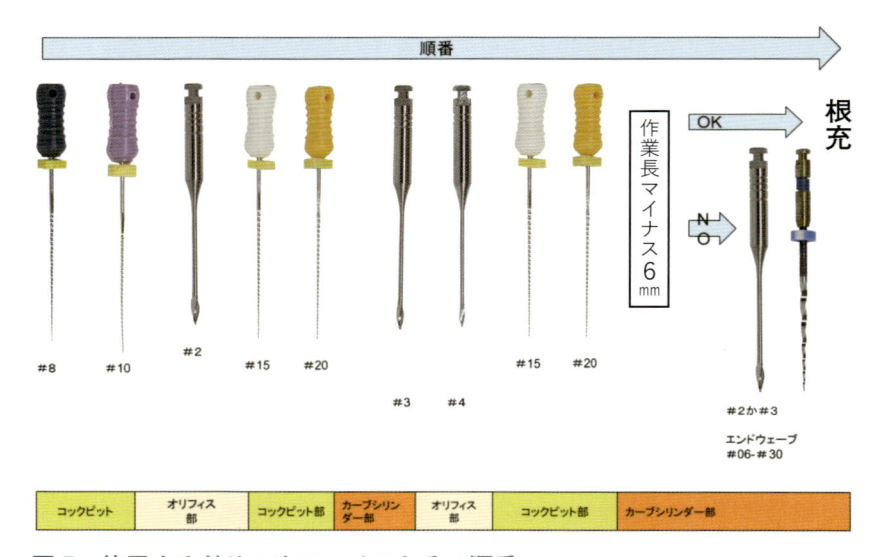

図 5　使用するドリルやファイルとその順番

根管形成の規格化

シルダープラ
ガーで拡大形
成を判定

　K.SRCT における根管形成の指標は、「フレア形成」などと表現されるような漠然としたものではない。「シルダープラガー」（Schilder Plugger、デンツプライシロナ社）の #9 を測定器具として、拡大形成の度合いを判定する。

根管長の
測定時期

　根管の拡大形成の終了を意味する数値は「作業長 マイナス 6 mm」。この位置までシルダープラガー ＃ 9 が根管に入ればよい。K.SRCT における根管形成の規格化・数値化した指標は長年の臨床から導き出されたものだ。

　K.SRCT では根管長を 2 回測定する。 2 回目の測定はエンド三角を除去したあとの値で、その根管長が 21mm だった場合には、「作業長 21mm − 6 mm = 15mm」となる。シルダープラガーには 10mm の位置から 5mm ごとにマーキングが施してあり、根管に挿入すれば、根管に入った長さが測定できる。

　プラガーが根管に入った測定値が 1mm でも短ければアンダー根充となることが多い（レントゲンX線でパッドの形成が確認できない）。K.SRCT では、アンダー根充は根管充塡の失敗と評価しているため、根管充塡のやり直しをする必要がある。大臼歯の場合、プラガーが作業長マイナス 6 mm より大きな数値で根管内に入るときは歯質の削りすぎ、逆に小さい数値のときは後述するカーブシリンダー部の根管形成が不足していることを意味する。

　患者さんが若く、前歯のように直線的な根管の場合は、ほとんど切削しなくてもプラガーがマイナス 6 mm 以上根管に入ってしまうことがある。こんな場合は、もうこれ以上に削る必要はない。極端なケースでは、根管形成がほとんど必要ないこともある。大学では、根管内は必ず機械的拡大をするように教えているはずだが、K.SRCT ではあえてそうしない。よって、前歯の根管治療では、側方加圧根管充塡法や CWCT による根管充塡を前提とした根管形成をする場合よりも時間がかからないことが多い。

　根管形成の指標に関しては、別項目で詳述する。

参考文献

[1] 長谷川二郎 他、高橋重雄編集、現代歯科理工学、医歯薬出版、東京、1996; 20
[2] Dianat O, et al. Evaluation of Properties of Mineral Trioxide Aggregate with Methyl Cellulose as Liquid. J Dent (Tehran). 2017 Jan; 14(1): 7-12.
[3] 加藤喬大 編集、TMR-MTA セメント製品レポート、YMAKIN 株式会社、2017
[4] 大津晴弘、オピアン・キャリア法、クインテッセンス出版、東京、1989

NiTi ファイルは必要か？

無視できない経済的非効率と破折の危険性

一般化した NiTi ファイルの使用

　CWCT に付随するアメリカ式の根管形成の術式では、ほぼ NiTi ファイルを使う。アメリカ式でなくても NiTi ファイルの使用は一般的だ。アメリカのように根管治療が自費診療であれば、高価な NiTi ファイルを使っても採算は取れるだろう。しかし、「労多くして功の少ない」日本の根管治療では NiTi ファイルを使い捨てにできない。

突然破折する

　また、ステンレスのファイルは延伸してきたら破折する予想がつくが、NiTi ファイルはなんの兆しもなく突然折れる。エンド三角をしっかり除去し、ストレートラインアクセスができたとしても、使用回数により折れてしまう。使用している NiTi ファイルを交換する際に、短くなっているのに気がついて冷や汗が出たことは、真面目な歯科医師なら誰しも経験しているのではないだろうか。折れてしまった場合、根管内で破折したファイルの断片を、30 分前後で 80 ％は取り除けるという文献[1]もあるが、抜去歯牙でのデータなので臨床において同様とは考えにくい。

　破折防止のために、花びらのようなインジケーターをつけて使用回数をカウントするのもひとつの方策だが、NiTi ファイルはできるだけ使わないほうがよいと私は考える。

患者さんの安全と安心優先

　当会で K.SRCT 行う場合は、自費診療を想定している。アメリカならば、自費診療というひとつのカテゴリーしかないが、日本においては保険診療と自費診療のふたつの診療形態があるため、診療の質において、自費診療は保険診療を圧倒的に凌駕する必要がある。自費診療だからこそ安心安全を優先する必要があり、折れる危険のあるファイルは極力使わないようにするべきなのだ。

　デンツプライシロナ社の「ウェーブ・ワンゴールド」に代表されるマルテンサイト相（Fe-C 系合金組織の 1 形態）を合金に利用した NiTi ファイルは破折抵抗性が向上したという[2]。プレカーブをつけることもできるため、オーステナイト相（Fe-C 系合金組織の安定 1 形態）を合金に利用したファイルよりも破折の兆しがわかりや

すくはなったと、私は感じる。しかし、「ウェーブ・ワンゴールド」は滅菌をすると金属の状態が変化するため再使用できない。この点は非常に不経済だ。

無視できない経済効率と破折の危険性

NiTi ファイルの限定的使用

　K.SRCT では NiTi ファイルはきわめて限定的に使用している。ゲイツドリルの #2 や #3 を使っても「作業長マイナス 6mm」の根管拡大形成ルールに合致した根管形成ができにくい場合のみ、具体的には臼歯部の根の湾曲が強い場合や根管が非常に細い場合に作業時間短縮のために使用する。根尖まで使うことはない（82 ページに詳述）。根尖部まで NiTi ファイルを使う CWCT に付随した根管形成法との大きな違いだ。

　NiTi ファイルをあえて使うのであれば、#06 テーパーで太さが #30 程度を推奨する。メーカーはどこでもかまわない。私はエンドウェーブ（モリタ発売）の #06 テーパーの #30 番を使用している。

　ゲイツドリルは安価だ。しかも根管形成の術中に破折しても、前述のように破折断片は 100％回収できる。NiTi ファイルの破折断片が除去できず、そのまま根管充填せざるをえないような事態には決してならないのだ。

図1　エンドウェーブ

ファイルに過度なトルクがかかりにくく、根尖方向への食い込みや破折が生じにくい。

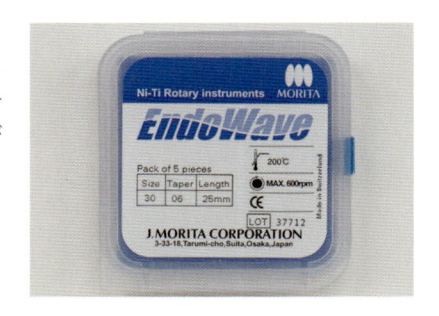

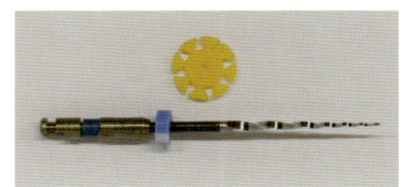

参考文献

1　Shahabinejad H, et al. Success of ultrasonic technique in removing fractured rotary nickel-titanium endodontic instruments from root canals and its effect on the required force for root fracture. J Endod. 2013 Jun; 39(6): 824-8.

2　上田剛史 他、Wave One Gold の根管切削特性に関する研究― G-wire と M-wire 素材ファイルによる根管切削の比較、日歯保存誌、59 (1)：111-118、2016

根管洗浄の重要性

困難な根管の無菌化

根管内の無菌化は根管治療の重要なコンセプトとされる。大学でも根管充塡の要件のひとつと教えている。

以前は根管内から採取した細菌を嫌気性培養して検査し、無菌になるまで根管洗浄を繰り返すのがよいとされていた。しかし、現在では根管内を完全に無菌化することは困難だと考えられている。K.SRCTでは、できるだけ細菌を除去して減少させ、緊密に根管充塡することにより細菌の根管外への漏出防止を図ることが重要と考える。私はこれを「生体からの隔離化」と呼んでいる。

北村らは、根管充塡は重要とはいいつつも、「根管の処置次第で根管充塡とは無関係に治療が成功か失敗かが決まるといっても過言ではない」と述べている[1]。恐らくこの考え方が世界的なスタンダードだと思う。つまり根管の洗浄と可及的な無菌化を優先するという考えだが、私は根管充塡こそが絶対に重要だと考える。根尖を緊密に封鎖できていなければ、「生体からの隔離化」を持続できないからだ。従来の方法では根尖の確実な封鎖ができないために治らない。よって外科的な処置が必要になる。私はそう考えている。

ただし、根管内の洗浄による可及的な無菌化はやはり重視している。K.SRCTの根管充塡は、垂直加圧根管充塡法のオピアン・キャリア法を採用しているから、根管内に置いたガッタパーチャをプラガーで押す。シーラーも使うが、根管内の残置物、つまり細菌も根尖孔から根管外組織へ押し出してしまうことを念頭に置かなければならないからだ。細菌のほかにも、歯質の切削屑や歯髄の断片組織も除去しておかなければならない。

| できる限り |
| 除去 |
| 根管外への |
| 漏出防止 |

効果的に活用したい超音波洗浄

K.SRCTでは、ゲイツドリルやファイルなどで根管内を切削したあとは超音波洗浄を行う。超音波洗浄は灌流式の洗浄よりも洗浄能において優位にある[2]。超音波洗浄せずに治療を進めると、歯質の切削屑や歯髄の断片組織など（私はデブリと呼んでいる）を根尖に

| 超音波チップ |

図1　超音波スケーラー
　　　ソルフィー

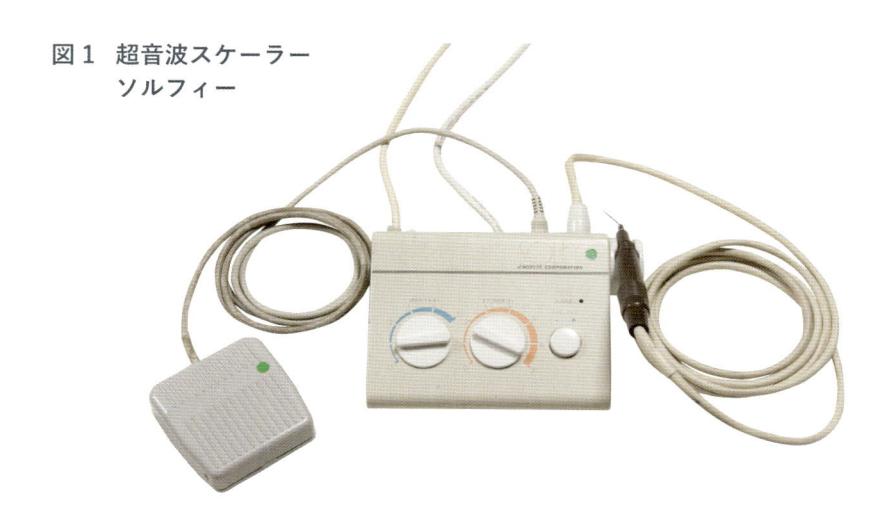

押し込んで、発見した根尖孔を見失ったり、術後疼痛の原因になっ
たりする。

　超音波チップは根管内に入りやすい細長い形態のものがよい。私
はソルフィー（モリタ）を使っている。ただし。超音波チップを根
管壁に押しつけすぎると歯根破折の原因になる可能性も否定できな
いというから、超音波チップの使用においては、根管壁に押し当て
て発振させない注意が必要となる。

化学的根管洗浄

次亜塩素酸
ナトリウムと
EDTA の
併用

　化学的根管洗浄には、抗菌作用や組織溶解作用の高い次亜塩素酸
ナトリウム NaOCl（以下、次亜塩素酸）と、スメア層除去作用の
高い EDTA を併用する一般的な根管洗浄法を用いている。

　K.SRCT における化学的根管洗浄は、髄腔開腔（根管口明示）時と、
根管充塡前の 2 度は必須、そのほか適宜行う。まず、根管口を 2.5%
程度の次亜塩素酸で 1 分洗浄し除菌。最重要な根管充塡前の洗浄に
おいては、2.5% 程度の次亜塩素酸で 1 分、3% EDTA で 1 分、さら
に次亜塩素酸で 1 分洗浄する。当会では EDTA はスメアクリーン（日
本歯科薬品）を使用している。

　感染根管処置の場合、数回に分けて治療をする場合もある。根管
内に最初にファイルを入れる前には、次亜塩素酸でできるだけ除菌
をしておく必要がある。これも 1 分程度でよい。また、汚れがひど
い場合は適宜次亜塩素酸での洗浄は不可欠だ。

図2　臨床的に推奨される次亜塩素酸濃度

A　抗菌作用	臨床的条件（in vivo）で 0.5% 溶液と 5% 溶液に感染根管内細菌数の減少効果に有意差はないとする研究[4] がある一方、2.5%溶液よりも 5.25%溶液で残留バイオフィルムが少なかったとする報告[5] がある。
B　細胞毒性	ウサギ背部皮膚に皮内注射し、注射部位を経時的に採取して病理組織学的検索を行った結果、2.5%以上の濃度ではすべての時期で出血が認められた[6]。
C　組織溶解作用	組織の溶解は次亜塩素酸の濃度にほぼ直線的に比例して増加した。より高温および撹拌によってその有効性は増強し、撹拌効果は温度効果よりも高かった[7]。
臨床的に推奨される次亜塩素酸濃度 = 2.5%	A および C より、抗菌作用および組織溶解作用における 5.25%溶液の有用性が認められるが、B 細胞毒性を考慮すれば 2.5% が推奨される。

次亜塩素酸の濃度と処置の検討

高濃度の弊害

　根管洗浄において特に重要なのは次亜塩素酸だと考えている。

　次亜塩素酸は 1 〜 10% と広範囲の濃度溶液が市販されているが、高濃度の次亜塩素酸溶液は、象牙質の曲げ強度を減弱する[3] など弊害が多く、一般には 2.5 〜 5.25% が推奨されている。

　上に示したように、より高濃度であるほど抗菌作用、組織溶解作用ともに高まることが示唆されているが、細胞毒性を考慮すれば 2.5%溶液が推奨される。海外の研究において 2.5%溶液で実験されているケースが多く見られるのは、このためと考えてよいだろう。

次亜塩素酸の灌流は有効か？

　また、次亜塩素酸を根管内に大量に灌流させる方法を推奨する専門医は多いが、この処置を取らずとも予後は良好であり、この処置によってラバーダムの下面に次亜塩素酸が流れ込み、唇や皮膚をただれさせてしまうことから、K.SRCT では行わない。むしろ、次亜塩素酸を撹拌したほうが組織溶解作用が高まるとされており[7]、#10 程度の K ファイルで次亜塩素酸を撹拌して洗浄する。

　次亜塩素酸は放置しすぎると濃度が低下する。抜髄中に血液が瞬時に黒染しなかったり、汚れた感染根管内で泡が出なかったりした場合は、抗菌力が低下している証左だ。

　なお、根管内が汚染が激しい場合は、シリンジを寒天コンディショナーなどの上に置いて加温すると抗菌力が高まる[8]。加熱した次亜塩素酸は化学分解が速く進むような気がするが、30 日間 50 ℃で加温を続けても常温のグループと分解に差はなかった[9] という。

　次亜塩素酸の使用に関する事故が起きている点について注意を喚

次亜塩素酸に
による医療事故

起しておきたい。根尖部まで次亜塩素酸をゆきわたらせようとした
ためか、根尖から次亜塩素酸を押し出して周囲組織に障害を起こし
た事故が、最近ではクウェートやポルトガルで報告されている[10・11]。
根管充塡前の洗浄において次亜塩素酸の押し出しは禁忌だ。

　最近、アメリカの大学で根管治療の講義を受けた際、その大学で
は 8mℓ ほどの次亜塩素酸を還流して根管洗浄を行うと聞いたが、学
生実習では根尖からの次亜塩素酸の押し出しによる事故が起こるこ
とがあると話していたのが印象的だった。

洗浄効果を高める根管形成

除去しきれな
い根管内の
細菌

　次亜塩素酸と EDTA を併用した根管洗浄を何回行っても、根管内
の汚染物は除去しきれない。マイクロスコープを覗いてマクロ的な
残置物があれば、超音波洗浄を念入りに行い、さらに化学的な洗浄
を行う必要がある。

　一方、どのような洗浄方法を用いても、根尖下部の 3 分の 1 に相
当する部分（コックピット部、後述）のスメア層は除去しにくいと
いう研究[12]があることなどから、K.SRCT では根管内の細菌を嫌気
性培養してまで無菌化を追求することはない。できる限り根管を洗
浄し根尖部を緊密に封鎖すれば、予後に問題はないと考えている。

　根管形成と根管洗浄は相補的な関係にある。超音波洗浄など機械
駆動式洗浄と化学的洗浄によって、根管内の細菌や汚染物質を効率
よく除去・減少させるためには、根管を整った円錐状に形成しなけ
ればならない。根管形成が終了する段階で、根管口部はきれいな円
形に形成されていることがその目安となる。非常に困難な無菌化を
追求するよりも、根管形成のスキルを高めることが重要ではないだ
ろうか。

細菌と次亜塩素酸の押し出し

ごく少量で
あれば
侵襲は軽微

　根管充塡前の洗浄において次亜塩素酸の根尖からの押し出しが禁
忌であることを先述したが、根管内を完全に無菌化できないのだか
ら、多少の細菌や、根管外組織を著しく侵襲するほどではないにし
ても少量の次亜塩素酸の押し出しはありうる。これまでの臨床経験
ではこのような場合、1 週間程度の打診痛と咬合痛はあるが予後に
は影響していない。次亜塩素酸はペーパーポイントで吸着しきれず

根管内に残ったごく少量であり、細菌は免疫系細胞によって貪食され、いずれも侵襲の度合いが軽微だったためと推論している。

　K.SRCT では、側方加圧根管充填法による施術後のように、1週間以上打診痛や咬合痛が続くことはない。症状が消失しない場合は、歯根破折などによることが多い。K.SRCT で再根管治療を行う場合は、このような点についても施術前に患者さんに説明している。

参考文献

[1] 北村和夫 他、根管充填、日歯内療誌、36(3): 109-1420、2015

[2] Chen S, et al. Comparison between ultrasonic irrigation and syringe irrigation in clinical and laboratory studies. J Oral Sci. 2016; 58(3): 373-8.

[3] Wang TF, et al. Effects of different concentrations and exposure time of sodium hypochlorite on the structural, compositional and mechanical properties of human dentin. J Huazhong Univ Sci Technolog Med Sci. 2017 Aug; 37(4): 568-576.

[4] Bystrom A, et al. The antibacterial action of sodium hypochlorite and EDTA in 60 cases of endodontic therapy. int Endod J. January 1985.

[5] Mohmmed SA, et al. The effect of sodium hypochlorite concentration and irrigation needle extension on biofilm removal from a simulated root canal model. Aust Endod J. 2017 May 16.

[6] 小住佳子 他、次亜塩素酸ナトリウムのウサギ皮膚に対する局所組織為害性、歯科薬物療法、14(2): 91-98、1995

[7] Stojicic S, Tissue dissolution by sodium hypochlorite: effect of concentration, temperature, agitation, and surfactant. J Endod. 2010 Sep; 36(9): 1558-62.

[8] Cunningham WT, et al. Effect of temperature on collagen-dissolving ability of sodium hypochlorite endodontic irrigant. Oral Surg Oral Med Oral Pathol. 1980 Feb; 49(2): 175-7.

[9] Gambarini G, et al. Chemical stability of heated sodium hypochlorite endodontic irrigants. J Endod. 1998 Jun; 24(6): 432-4.

[10] Faras F, et al. Complication of improper management of sodium hypochlorite accident during root canal treatment. J Int Soc Prev Community Dent. 2016 Sep-Oct; 6(5): 493-496.

[11] Costa T, et al. Antral bony wall erosion, trigeminal nerve injury, and enophthalmos after root canal surgery. Allergy Rhinol (Providence). 2016 Summer; 7(2): 99-101.

[12] Yilmaz M, et al. Effects of seven different irrigation techniques on debris and the smear layer: a scanning electron microscopy study. Niger J Clin Pract. 2017 Mar; 20(3): 328-334.

根管貼薬は必要か？

即日根管充填に根管貼薬は用いない

K.SRCT では基本的に、前歯なら即日根管充填を行う。大臼歯でも時間が許せば即日根充が望ましいが、患者さんの都合もあるため、おおよそ 3 回で終了する。

即日根充であれば当然、そうでない場合でも、特段の貼薬はしない。根管内の雑菌は多少増えるだろうが、根管充填の際の洗浄でカバーすればよい。K.SRCT に薬で治すという概念はないのだ。そもそも根管治療は薬で治すものだろうか。感染根管処置で排膿をしてきた場合など、貼薬が必要な場合は、フェノール系薬剤クレオドンをごく少量と、水硬性仮封材のキャビトン EX を使う。根管貼薬の主流となっている水酸化カルシウムは使わない。細菌の侵入を阻むために仮封は最低 3.5mm 以上の厚みが必要とされている[1]。ただし細菌が侵入しても、根管洗浄を徹底し緊密に根充すれば根の構造が破壊されていない限りほとんど問題はない。

根管貼薬は必要か？

水酸化カルシウムは有用か？

根管貼薬の主流となっている水酸化カルシウムを使用しない理由はいくつかある。

根尖付近までの充填が困難

水酸化カルシウムは気化して効果を発揮するものではなく、タンパク質に接触し強アルカリで溶解することによって消毒作用する。十分な消毒作用を得るためには、根管壁に隙間なく接触させ、根尖まで緊密に満たす必要があるが、どのような充填方法を用いても根尖付近までには充填できないとされる[2]。

むしろ弊害が無視できない

また他院を受診した際に、シリンジ式の水酸化カルシウムを根尖から押し出してしまったことによる痛みで、当会の診療所を受診される患者さんが年間数人いる。デンマークでは水酸化カルシウムの根尖からの押し出しにより、下顎骨壊死をきたした症例も報告されている[3]。

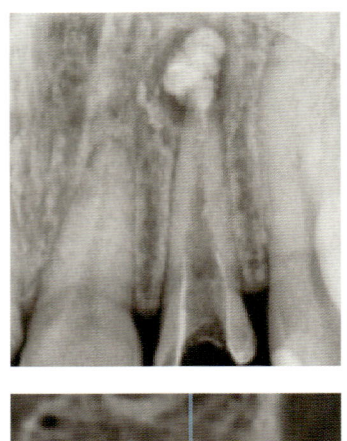
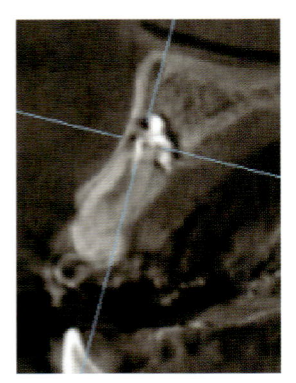
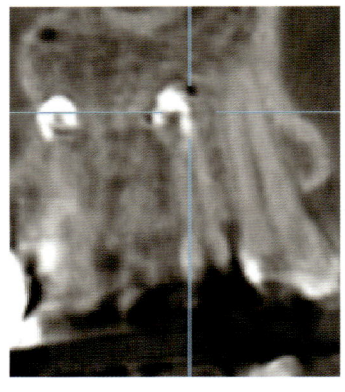
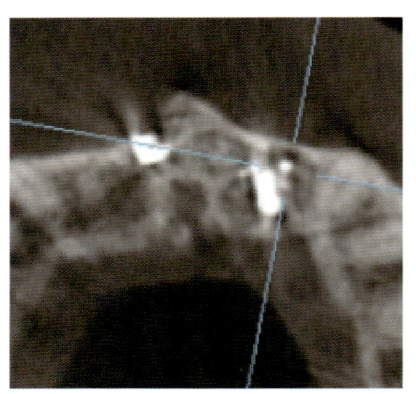

Fonzer らは、「直抜即時根管充填」による治療（1回法）と、1回目の治療では根充せず水酸化カルシウムを貼薬して2回目に根充をした治療（2回法）の比較研究を行っている。1年後の予後比較において有意差はなく、しかも1回法では術後の痛み、鎮痛剤の処方が少なかったため、1回法を推奨している[4]。2回法において、より強かった術後の痛みは、根充時の残留水酸化カルシウムの押し出しと推測される。

さらに、水酸化カルシウムを使った場合、残留水酸化カルシウムをすべて除去することは困難とされ[5,6]、長期にわたって根管に残存した水酸化カルシウムによって象牙質の強度が低下するという報告もある[7]。しかも、水酸化カルシウムは貼薬としての消毒的効果自体あまり期待できないという[8]。

水酸化カルシウムが根管貼薬の主流となったのは、古くから使われてきた薬剤の安全性が問題視されたからだ。

ホルムアルデヒド系薬剤に含まれるホルムアルデヒドは強力なアレルゲンであり、アレルギーや細胞毒性の見地から使用は慎むべきだと考えられているし[9]、実際にホルムアルデヒド薬剤を使って、

> **歯質を脆弱化させる可能性**

アレルギー症状を生じた報告例[10]もある。また、フェノール系薬剤の細胞毒性も指摘されている[11]。

　これらに代わる適当な根管貼薬材がないため、水酸化カルシウムが根管貼薬として応用されるようになった[12]。しかし、上述したように水酸化カルシウムの有用性も大いに疑問だ。

　K.SRCT は水酸化カルシウムを必要としない。根管貼薬がなくても根管治療で骨は再生するのである。

参考文献

[1] Webber RT. Sealing quality of a temporary filling material. Oral Surg Oral Med Oral Pathol. 1978 Jul; 46(1): 123-30.

[2] Galvão T, et al. Efficacy of three methods for inserting calcium hydroxide-based paste in root canals. J Clin Exp Dent. 2017 Jun 1; 9(6): e762-e766.

[3] Oisen JJ, et al. Nerve lesions following apical extrusion of non-setting calcium hydroxide: a systematic case review and report of two cases. J Craniomaxillofac Surg. 2014 Sep; 42(6): 757-62.

[4] Fonzer F, et al. Single versus two visits with 1-week intracanal calcium hydroxide medication for endodontic treatment: One-year post-treatment results from a multicentre randomised controlled trial. Eur J Oral Implantol. 2017; 10(1): 29-41.

[5] phillips M, et al. A titration model for evaluating calcium hydroxide removal techniques. J Appl Oral Sci. 2015 Jan-Feb; 23(1): 94-100.

[6] Pabel AK, et al. Comparison of different techniques for removal of calcium hydroxide from straight root canals: an in vitro study. Odontology. 2017 Oct; 105(4): 453-459.

[7] Hilleshieim LC, et al. Intracanal Irrigating Solutions Prior to Calcium Hydroxide Medication and Its Effects on Root Dentin Strength. Braz Dent J. 2017 Jan-Feb; 28(1): 46-50.

[8] Waltimo T, et al. Clinical efficacy of treatment procedures in endodontic infection control and one year follow-up of periapical healing. J Endod. 2005 Dec; 31(12): 863-6.

[9] Hata G, et al. Systemic distribution of 14C labeled formaldehyde applied in the root canal following pulpectomy. J Endod 1989 Nov; 15(11): 539-43.

[10] 木嶋晶子 他、歯科用根管治療剤に含まれるホルムアルデヒドによる即時型アレルギー：2 例の症例報告と過去報告例のまとめ、アレルギー、56 (11)：1397-1402、2007

[11] Soekanto A, et al. Toxicity of camphorated phenol and camphorated parachlorophenol in dental pulp cell culture. J Endod. 1996 Jun; 22(6): 284-9.

[12] 前田英史、根管貼薬における水酸化カルシウムの応用について、日歯内療誌、37 (3)：137-143、2016

根管を３分割して形成する

根管形態に則した３分割法

　　大臼歯の根管は前述したように、根管上部の３分の２は直線的で、根尖部にあたる３分の１が湾曲している。拡大形成もその形態に合わせて行う。非常に理にかなった、この考え方はカリフォルニアで歯内療法専門医として開業されている清水藤太先生から教授された。根管上部の３分の２の直線的な部分はさらに直線化し、立体的にはシリンダー型に、根尖部３分の１の湾曲部分はそのカーブを維持するように形成する。K.SRCT では、根管３分割法をさらに概念化して以下のように考える。

<table>
<tr><td>形成される
３つの部位</td><td>オリフィス部：ガッタパーチャが入る格納容器としての機能
カーブシリンダー部：ガッタパーチャの滑り台としての機能
コックピット部：ダウンパックがなされ、ガッタパーチャが最終的
　　　　　　　　　に収まる部分としての機能</td></tr>
</table>

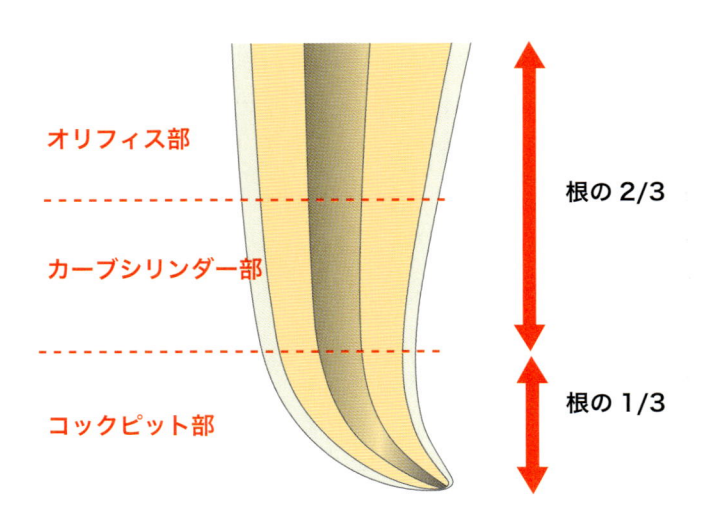

図1　根管３分割
図は概念として把握していただきたい。実際の根
管の湾曲は、事前に CBCT で見ておく必要がある。

3 つの部位に対する切削器具の使い分け

**主体は
ゲイツドリル**

オリフィス部とカーブシリンダー部の形成にはゲイツドリルのロングを使用する。ロングはショートよりも根管に追随して、ステップをつくりにくい。ただし、大臼歯部はほとんどの場合、開口度の関係でショートしか使えない。コックピット部は K ファイルを用いて形成し、カーブシリンダー部はゲイツドリルを用いる。CWCT 付随の根管形成のように規格化したファイルを根尖付近まで使うわけではないため、その境目周辺はテーパー率が変わるが、これをステップとはいわない。

前述したように、使用サイズ（作業部最大径による）は #2 から #5 を用いる。カーブシリンダー部の形成には #2 と #3 を使い、オリフィス部には #4 を使用する。#5 はオリフィス部の面取りに使うことがあるが使用頻度は低い。コックピット部の形成には、主としてハンドファイル（K ファイル）の #8 から #20 までを使う。

これらのファイルは新品を使うべきであり、#8 や #10 はすぐに曲がってしまうことも少なくない。

**図 2　K.SRCT の
　　　根管形成形態**

K.SRCT は、コックピット部（根尖側 1／3）は K ファイルの #20 までしか使わないため、CBCT よりその部分の切削量は少ない。

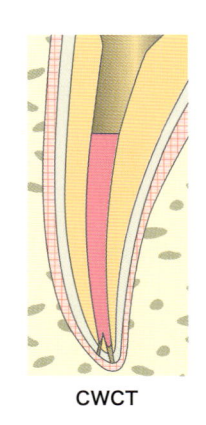 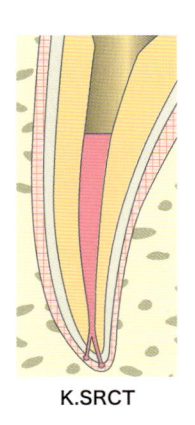

CWCT　　　　　　　K.SRCT

**ファイル
使用に
力はいらない**

ファイル使用の基本に立ち返ってみよう。ファイルは 3 分の 1 回転以上させないこと、プレカーブは必須、むやみに力を入れないことだ。余談だが、私が歯科医師になりたての 30 数年前、リーマーの使用で指にできたタコを自慢していた歯科医師がいた。今思うと、タコができるほど力を込めてファイルを使用していたのだろう。手技スキルの高い歯科医師は、ファイルをそっと持ち、手の動きが非常に少ない。つまり手首の筋肉が目に見えるほど動かない。

NiTiファイルの限定的使用

　ゲイツドリルとハンドファイルで、K.SRCTの根管形成の指標数値である「作業長マイナス6mm」が達成できない場合は、NiTiファイル（エンドウェーブ #06 テーパー #30）を使う。これを使うことによって、ゲイツドリルで形成した部分とハンドファイルで形成した部分の境目がなめらかになり、目標を達成しやすくなる。NiTiファイルの使用については前述したような問題点があることから、あくまでも予備的な使用だ。

　K.SRCTにおける根管形成の基本的なモデルとなっているCWCTに付随した根管形成法では、NiTiファイルのみで根尖まで拡大形成する。K.SRCTの根管形成は、根管切削器具の使用においてアメリカ式と異同があるものの、目指すところは #06 テーパーの #30 のファイルと同サイズのガッタパーチャで根管充填ができるように根管を拡大形成することだ。K.SRCTとアメリカ式の根管治療は、根管形成を規格化するというコンセプトにおいて共通しているのである。

　なお、ゲイツドリルを主体として拡大形成した根管の根管口は、マイクロスコープで見ると整った円形をしている。

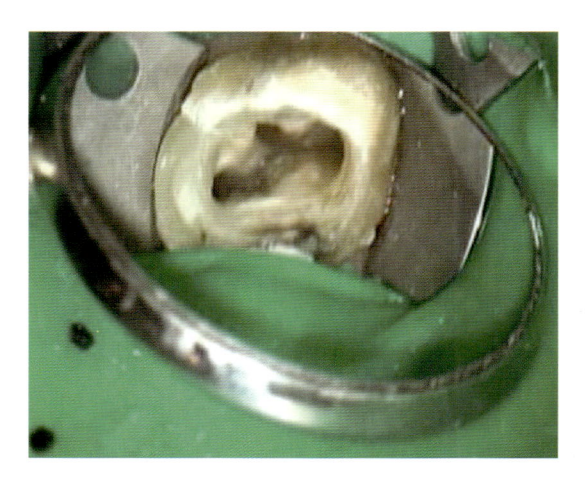
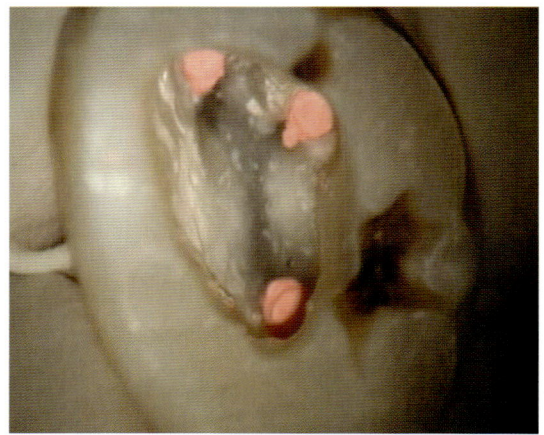

図3　ゲイツドリルを主体として切削した根管口
K.SRCT では、根管口は最終的には円形に仕上げる。

根管形成の指標値「作業長マイナス6mm」

NiTi ファイルは最後の手段

繰り返し述べてきたように、K.SRCT における根管形成の終了値は、シルダープラガー #9 が「作業長マイナス 6mm」の目盛りまで根管に入ることだ。

根管が直線的な前歯や小臼歯でマイナス 6 mm を達成するのは、さほど難しくない。しかし、大臼歯部の湾曲根管の場合、マイナス 8 mm までは達成できても、あと 2 mm が非常に難しい。湾曲のためにゲイツドリルが追随しにくく、無理に押しつけるとステップをつくったり、根管壁を薄くしたりしかねないからだ。ゲイツドリル #2 や #3 で形成が難しいときは、NiTi ファイル（エンドウェーブ #06 テーパー #30）を使う。このときの注意点はファイルの再使用は極力避けること、ファイルを装着する根管治療用のモーターの回転数は上げすぎないことだ。NiTi ファイルによる切削→根管洗浄→プラガーでの計測を繰り返し、目標値を達成する。

NiTi ファイルを用いる場合、K.SRCT では根尖孔付近まで押し込むことはしない。

ステップ形成を避ける

ガッタパーチャは、根管上部のオリフィス部からカーブシリンダー部を滑り、コックピット部に達して根尖が封鎖される。そのためには根管内がガッタパーチャの滑り台となるように形成される必要がある。カーブシリンダー部のステップは絶対に避けなければならない。ステップをつける原因にはふたつの傾向が見られる。

ひとつはゲイツドリルを根管の湾曲方向と異なる方向に押しつけることによって起こり、根管の構造を十分に把握していないことや、湾曲方向の誤認に起因する。もうひとつは、ゲイツドリル以外のバー、特に長いタービン用のバーを使った場合に起こる。長いタービンバーは熟練すれば、時間の節約になることもあるが、多くはステップやパーフォレーションの原因にもなるので私は推奨しないし、K.SRCT では使用しないことにしている。

図1　カーブシリンダー部の
　　ステップ

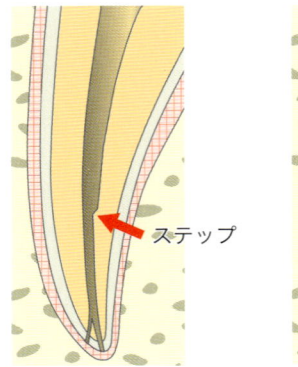
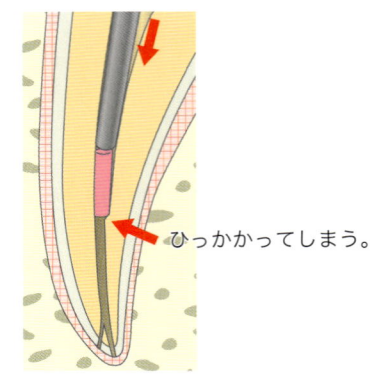

ステップ

ひっかかってしまう。

ファイルの
挿入方向を
身体的・感覚
的に把握する

　　ステップをつくらないための注意点をもうひとつ述べておこう。術前に CBCT などによる画像を読影し根管構造を把握したうえで、湾曲した根管に対するファイルの挿入方向を身体的・感覚的に覚えておくことだ。頭で理解し、身体的に覚えた方向に、ステップをつくりにくいゲイツドリルを進めればよい。ただしゲイツドリルのショートサイズは、根管内に押しつけた場合にステップをつくることがあるので注意が必要だ。

歯質の脆弱化につながる過剰切削

　　根管治療後の不具合として、予後に根尖病変を生じるか生じないかに焦点が当たりがちだが、もうひとつ重要なことは、歯質の脆弱化を招かないことだ。そのために過剰拡大形成しないことはいうまでもなく、さらに留意すべきは根管壁に薄い部分をつくらないことである（図2）。

重要な
根管構造の
把握

　　これはゲイツドリルを使うときに意識をしなければならない。エンド三角の除去の際はもちろんだが、根管がどちらに湾曲をしているかを意識して、どこが薄くなりやすいかを考え、力を加える方向を加減する。ただしデンタル X 線やパントモでは、根管の湾曲は近遠心的にしか確認できない。上顎大臼歯の口蓋根や、下顎大臼歯の遠心舌側根がある場合などは、頬舌的な注意が必要な場合が多々ある。よって、CBCT による根管構造の確認が必要なのだが、CBCT がない場合は、解剖学的な平均像を頭に描いておきたい。

　　ゲイツドリルなど回転運動をする器具の場合は、周囲が均等に削れそうな気がするが、根管口の入り口付近では、押す方向により削れる部分が偏ることを認識しておかなければならない。

図 2　過剰切削

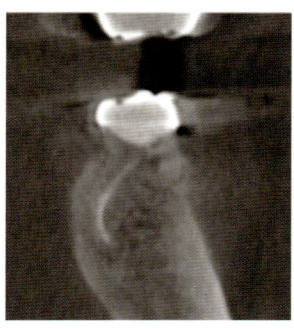

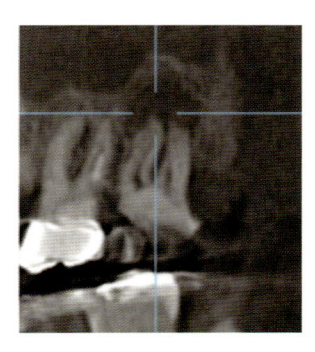

下顎の遠心舌側根
CBCT 像でないとわからない

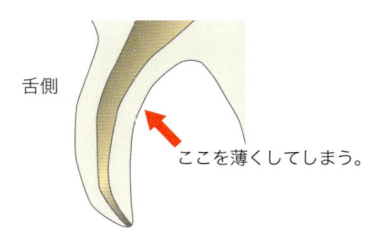

舌側

ここを薄くしてしまう。

上顎の近心頬側根

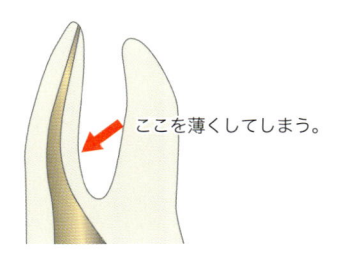

ここを薄くしてしまう。

図 3　プラガーの試適

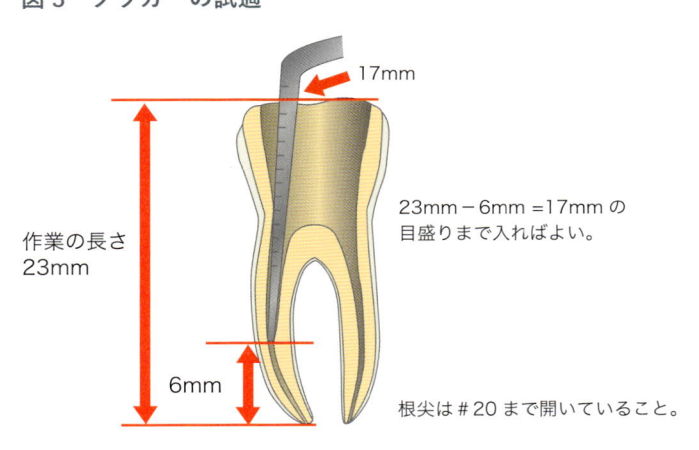

17mm

23mm－6mm =17mm の
目盛りまで入ればよい。

作業の長さ
23mm

6mm

根尖は # 20 まで開いていること。

根管長の考え方と測定

重要な根管長の精度

計測ミスは
根管充填の
失敗に
つながる

　シルダープラガー #9 が「作業長マイナス 6mm」の目盛りまで
入ることを根管形成の指標としている K.SRCT では、根管長を非常
に重視する。根管の拡大形成終了を意味する 6mm が 7mm になっ
ただけで根管充填の失敗につながることもあり、根管長の計測ミス
でも当然同様のことは起こりうる。プラス 1mm の根管長の計測ミ
スは、根管の拡大形成が 1mm 不足することと同じだからだ。

　根尖が #20 のファイルサイズに拡大され、根管になだらかなス
ロープが与えられてはじめて、シルダープラガーは「作業長マイナ
ス 6mm」まで根管に入る。1mm の過不足を問うシビアさが達成
されれば、あとはオリフィス部にガッタパーチャに収め、プラガー
で押して根管充填は成功する。

根管長の測定法

　根管長を測定する前に、バイト等を落としておき、ある程度の基
準面を整備しておく必要がある。

根管の
終末位置

　根管長を正確に測定するためには、根管の終末位置が重要だが、
根管最狭窄部である生理学的根尖孔と、歯髄腔の出口である解剖学
的根尖孔のどちらを根尖とするか、つまり根管の終末位置をどちら
に設定すべきか？　じつは K.SRCT ではそのどちらでもよい。根管
充填後に根尖孔を封鎖するパッドは、解剖学的根尖孔と生理学的根
尖孔のあいだに形成されるからだ。

　根管長の測定は、まず術前におおよその数値を CBCT で測定し、
測定精度はキャナルメーター（電気根管長測定器）で求める。当会
の診療所ではモリタのルート ZX を使用している。

キャナルメー
ターの使用

　キャナルメーターで測定する際には、根尖が #20 まで拡大形成
されていること、いいかえれば #20 のファイルが根尖を通過する
必要があることを考慮する。つまり、ルート ZX のメーターがわず
かにゼロを超えることが求められる。

キャナルメーターによる測定のとき、ファイルで根尖部を過度に突いてはいけない。根尖部の組織が生きている抜髄根管では、術後疼痛の原因になりかねない。感染根管で根尖病変を有する場合は、根尖部を突いても感覚はないことが多いが、フレアアップの原因にならないとは限らない。いずれも注意深く行う必要があり、抜髄根管では特に注意を要する。

図1　根尖の構造

図2　根管長の測定

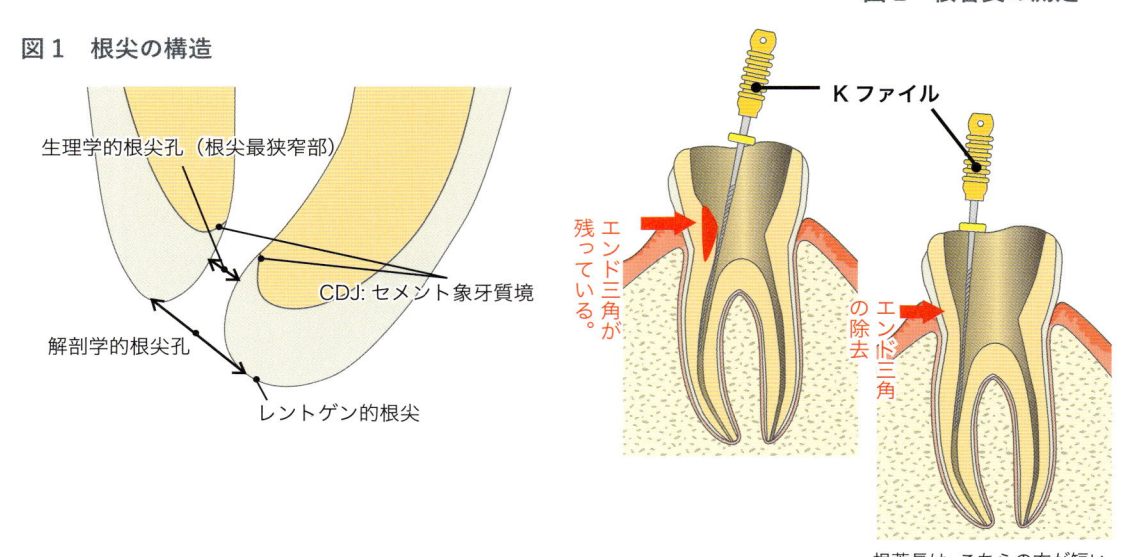

生理学的根尖孔（根尖最狭窄部）

CDJ: セメント象牙質境

解剖学的根尖孔

レントゲン的根尖

Kファイル

エンド三角が残っている。

エンド三角の除去

根管長は、こちらの方が短い。

根管長の測定時期

　K.SRCT では根管長を2回測定する。

　初回はエンド三角除去前に根尖を確認する際に行う。ファイルは#8 を用いるが、このときは根尖の確認を優先し、無理に測定は行わない。この段階では歯質の切削屑が根管内になく、根尖を発見しやすい。根尖が発見できたら根管長を記録し、事前に CBCT で測定した値と乖離していないか確認する。この段階で根尖が見つからない場合は、エンド三角を除去し、ファイルのストレートラインアクセスが可能になった段階で再度試みるが、閉塞している可能性もあることを記録しておく必要がある。

　次に根管長を確認するのは、根管形成終了前。エンド三角が除去されれば当然ストレートラインアクセスになり、最初に測った作業長より短くなる。根管形成の指標数値は、この作業長よりマイナス6mm にする。

エンド三角除去前、根尖を確認する際の計測

根管形成終了前の計測

根尖はどこまで拡大するか？

K.SRCT においては一律に #20

　　根尖を見つけたら根管治療の半分は終了したも同然だが、その前に治癒にかかわる重要なポイントがある。根尖をどこまで拡大すべきかという問題だ。

　　日本人の根尖孔は #25 〜 #30 とされている [1]。海外の報告例を見ると、チリでの調査では上下第一大臼歯で #25 〜 #35 だという [2]。実際の臨床においては年齢も当然関係するが、私が治療した抜髄症例で最初から #30 も開いている根管はほぼない。臨床経験からの推察ではあるが、解剖学的研究のサンプルとなる抜去歯牙と、生体の歯牙では差異があるのではないだろうか。

　　K.SRCT においては、一律に #20 に根尖を拡大形成する。これは長年の臨床経験から導き出した値だ。日本人の場合、よほど若くなければ、最初から #20 以上の根尖の根管径はほとんど見られないと思う。#20 以上までステンレスのファイルで拡大すると、湾曲した根の場合は根尖孔を楕円形に拡大（ジッピング）してしまうことになる。逆に #20 まで拡大形成できなかった場合、根尖にパッドを形成する根管充填はできない。

　　大学教育では、根管壁はファイルなどで一層削って機械的な清掃をすると習ったはずだ。しかし、この指標をすべての歯にあてはめることはできない。根尖付近の根管が円形ならば、ファイルを回転させれば周囲は一層削れる。しかし扁平な根管の場合はどうだろうか？　超音波のチップも根尖部付近にまで届くわけはなく、全周を削ろうと思えば、かなり太いファイルを使う必要があり、事実上無理なのだ（図 1）。よって K.SRCT では、楕円根管などは無理に根尖を拡大形成しない。緊密に根尖部を封鎖することにより感染性物質を根尖外に出さないという考えである。

　　根管をワインのビンにたとえると、根管充填はビンのなかからコルクでビンの口に栓をするようなものだ。ビンの口の水平断面が円形であれば、しっかりと栓をすることができるが、楕円形では非常に栓をしにくい。

オリジナルの
根尖孔サイズ

根管径 #20 以
上の根尖は稀

根尖の
拡大形成が
難しい場合

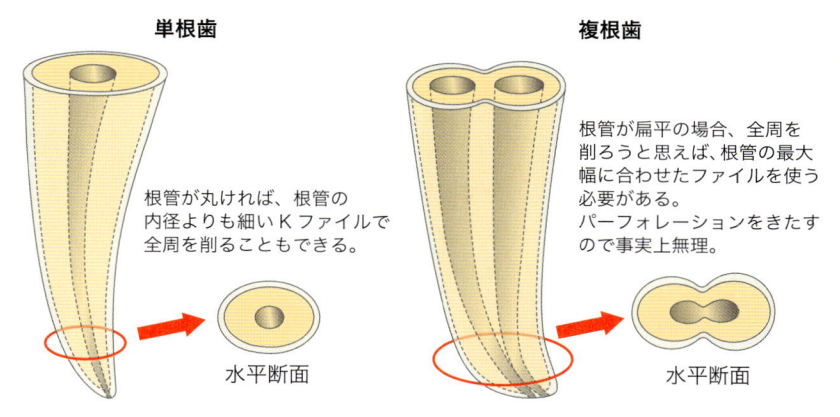

単根歯

根管が丸ければ、根管の内径よりも細いKファイルで全周を削ることもできる。

水平断面

複根歯

根管が扁平の場合、全周を削ろうと思えば、根管の最大幅に合わせたファイルを使う必要がある。
パーフォレーションをきたすので事実上無理。

水平断面

図1　円形根管と楕円形根管

単根の場合、根尖付近の根管は断面が円形であること多いので全周を削ることは可能だ。しかし、複根で根尖付近で根管が合流するタイプでは、断面が扁平な根尖孔を形成する。根管壁の全周を削るためには、根管の最大径のファイルを使う必要があり、事実上不可能である。

側方加圧根管充填法では、根尖の水平断面が楕円形の場合は緊密な根管充填が困難だ。側方加圧根管充填法については、上顎第二小臼歯のような扁平度が強い根管、なかでも中央部が狭窄する瓢箪型の根管では頬舌両方からの圧接が必要であるとする研究[3]があるが、根尖付近の根管の断面形は、CBCTの撮影をしなければわからず、緊密な充填はできにくい要素をはらんでいる。

一方、根尖部の密閉を重視するK.SRCTの根管充填では、根管に挿入する前にガッタパーチャを加熱し、さらに溶剤で軟化させ、しかもシーラーを用いて根管充填を行うため、根尖が円形でなくても封鎖は可能だ。とはいえ、当然ジッピングは起こしていないほうがよい。

Abarcaらは、ジッピングを起さなくても根尖孔の断面形態は整った円形であることは少なく、第一大臼歯の上下の根尖孔では円形はわずか18％であり、半分程度は楕円形だと報告している[2]。楕円断面を上回る大きさまで根尖孔を拡大する考え方もあるが、広げすぎると根管充填材の根尖外への過度な押し出しを生じさせる。

#20の拡大形成では感染歯質が除去できないという指摘もありそうだが、根尖のスメア層の除去は不可能なのだから、根尖を突きすぎて感染歯質を押し出すほうが予後が悪いと考える。

K.SRCTではジッピングを起こした根尖孔も封鎖可能

根尖孔の断面形態は楕円形が多い

過剰に拡大された根尖

治療ではなく破壊と呼ぶべき根尖孔の過剰拡大

限度を超えた根管の拡大形成が問題になるのが、根管治療中に転院してくる患者さんだ。「治療を受けてから1年経っても治らない」と訴えるような症例では、根尖孔が#100程度まで過剰に拡大されていることが少なくない。コックピット部自体が破壊されていることも多い。

#20 と #100 では根尖孔の広さは 5 倍ではない。断面積で比較すると 25 倍の違いになる。#100 まで拡大をされているようなケースでは、コックピット部で充塡材に圧がかからず、当然、緊密な根尖の封鎖は難しい。固形のガッタパーチャを押し込む側方加圧根管充塡法や CWCT では根尖孔から突き抜けてしまうだろう。#100 は先端経 1 mm の K ファイルと同サイズであることを忘れてはならない。

　水鉄砲を想像してほしい。先端が細いから圧力がかかり水は遠くに飛ぶ。先端が太ければ一度に多くの水が出てしまい、圧力はかからず水は遠くに飛ばない。根管においても先端（根尖）が細いほうが圧力がかかる。つまり緊密な根管充塡ができると考えてる。

　治療というよりも破壊と呼ぶべき #100 の拡大は論外だが、「拡大サイズの目安は #40」「上顎犬歯と中切歯では #60」などとする見解も見られる。これほどまで拡大してしまうと根尖からの切削屑、根尖を突くことによる組織の損傷などの問題が生じるのではないだろうか。現状では、根尖孔の適切な拡大サイズについて臨床的な結論は得られていないが[4]、私はオリジナルの根尖径を考慮しつつ最小限の拡大形成をすべきと考える。

　若年者でオリジナルの根尖が #40 程度に開いていた場合、抜髄の場合は極力拡大せず、現状維持のまま根管充塡する。

根尖径
#40 程度の
根管もある

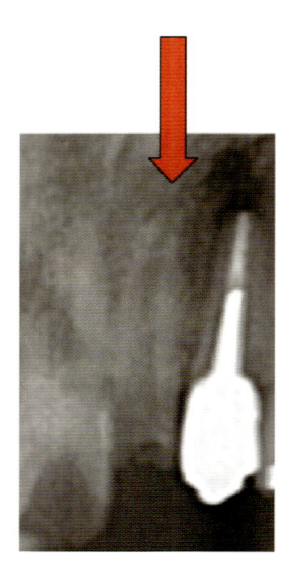 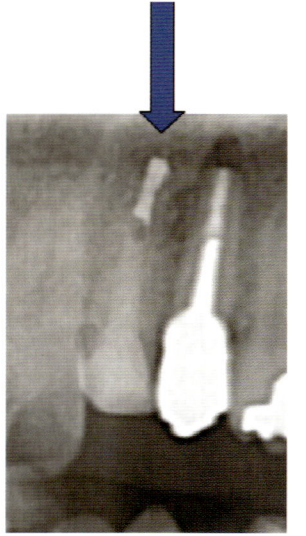

図 2　根尖の過剰拡大
左は過剰に拡大形成された根尖。当院で再根管治療を行った約 3 年後、根尖周囲の治癒が確認された（右）。

前述したように整った円形の根管は少なく、楕円形などイレギュラーな根管が多い。なかでも注意を要するのが、小臼歯で根管は2根、根尖付近でひとつになっているケースで、扁平な不整形の根尖孔を有している[5]。

K.SRCT は、このような扁平な不整形根尖を持つ歯の治療にも適している。

根尖孔の探し方

時間を要する
根尖孔の探索

K.SRCT において、根尖孔の探索は最も時間を要する。ファイル類は新品を使用し、最初は #10 を、#10 で見つからない場合は #8 にサイズダウンする。日本人の根尖孔のサイズは #25 〜 #30 とされているが、実際には #8 の K ファイルでようやく探せる場合も少なくない。ファイルはフェザータッチで扱い、3 分の 1 以上は回転させない。ファイルを押し進めるのではなく、根尖部の歯質に当てて、引き抜くように指先で感じ取る。粘り気（スティッキー感）を感じる部分が根管である可能性が高い。

微細な上下動
で少し広げて
アクセスしや
すくする

根気よく探索して根尖孔を発見したと思ったら、すかさずキャナルメーターで確認する。そこが根尖孔であることが確認ができてもファイルは引き抜かず、微細な上下動を 100 回程度行う。片手だけで動かすと、ファイルが引き抜けてしまう場合があるので、反対側の手を添えて安定させて行うこともある。

根尖孔が
根管の先端に
あることは
少ない

根尖孔の位置によると思われるが、一度根尖を発見したと思っても、ファイルを引き抜いてしまうと、その根尖を再発見するのは難しい。発見に労を要した根尖孔の場合は、この動作でファイル # 8 が入りにくい部分を少し広げてアクセスを楽にする。この微細な上下動はすぐに根尖が見つかる根管ではまったく必要ない。

また、根尖孔は円錐状に形成した根管の先端にあるとは限らない。前述したように根尖と根尖孔が一致する歯牙は多くないのだ。先端部分に見つからない場合は、ファイルの先端を少し湾曲させて、根尖を探す。ファイルのストッパーの出っ張りの部分を曲げた方向に一致させておくと探索しやすい。

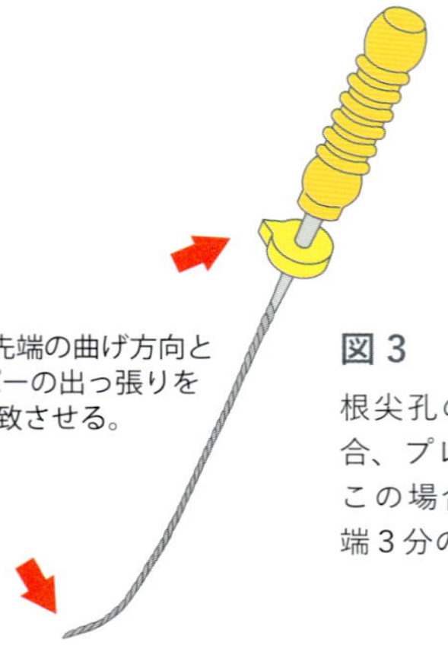

ファイル先端の曲げ方向と
ストッパーの出っ張りを
一致させる。

図3　ファイルの調整
根尖孔の探索が難しい場合、プレカーブは必須だ。この場合、ファイルの先端3分の1を曲げる。

参考文献

[1] 中川寛一 他、臨床のヒント、歯科学報、2009(1): 90-91

[2] Abarca J, et al. Morphology of the Physiological Apical Foramen in Maxillary and Mandibular First Molars. Int J Morphol. 2014 Jun; 32(2): 671-677.

[3] 勝海一郎、根管充填を再考する、日歯保存誌、51(6): 587-592、2008

[4] Aminoshariae A, et al. Master apical file size-smaller or larger: a systematic review of microbial reduction. Int Endod J. 2015 Nov; 48(11): 1007-22.

[5] Kim HH, et al. Apical foramen morphology according to the length of merged canal at the apex. Restor Dent Endod. 2013 Feb; 38(1): 26–30.

古いガッタパーチャの除去方法

再根管治療の前提条件は症状を有すること

エラーの
責任転嫁と
歯根破折

　正直にいえば、私は他医が行った根管治療のやり直しはできれば行いたくない。理由はふたつある。ひとつは他医が行った治療トラブルが見つかること。パーフォレーションをスーパーボンドで埋めてある場合や根尖が破壊されている場合など、術前の CBCT では把握しにくい難症例に直面してしまうことが多い。これらは対処が難しいばかりか、他医のエラーを責任転嫁されることにもなりかねない。もうひとつの理由は、症状の原因が歯根破折に起因していることが多いことだ。

治療によって
フレアアップ
することも
ある

　再根管治療に着手するのは症状があることが大前提だと考える。痛みに苦しんでいる患者さんを放置するわけにはいかないが、症状がない場合は極力いじらない。痛みがない場合は無症状で推移することが多く、むしろ治療を始めることによってフレアアップすることもある。無症状でも再根管治療を行う例外的ケースでは、根尖病変を有する歯の隣にインプラントを埋入する場合が代表的だ。この場合は根尖病変を縮小しておく必要があり、埋入部位が根尖病変とある程度離れていればよいが、CBCT で根尖病変を把握していても実際の根尖病変とは一致しない場合もありえる。無症状の歯といえども根尖病変がある歯の隣にインプラントを埋める場合には、根管治療が必要な場合が多い。

困難なガッタパーチャの除去

　再根管治療の適応は症状がある場合でも、根管内が他医にあまり触られていないほうが行いやすい。根尖までガッタパーチャが詰まっているような場合は、根尖が破壊されていることが多いので、なるべくなら適応を避けたい。予後の保証ができないばかりか、よかれと思って治療をしても症状が改善しなければ逆に恨まれてしまう。

　それでも再根管治療をしなければならないこともある。再根管治療でガッタパーチャの完全除去は非常に難しく、時間を要する。健康保険では抜髄のほうが診療報酬の点数が高いのは理解に苦しむ。

ガッタパーチャ除去の実際

状況に応じた
3つの方法の
使い分け

　ガッタパーチャの除去は、機械的方法、化学的方法、熱的方法を状況に応じて使い分けて行う。

　最初は機械的方法による除去を試みる。K.SRCT では、ゲイツドリルの#2 で始める。充塡の甘い側方加圧根管充塡法による根管充塡であれば、これで大方が除去できる。しかし、垂直加圧根管充塡法で緊密に充塡されている場合は、ゲイツドリルと溶解剤であるジーピーソルベントを併用する。この方法を用いても外れない場合は、根管用の超音波チップをつけたスケーラーを非注水で用いる。ガッタパーチャが加熱によって溶けてちぎれてきたら、注水して破片を取り出す。マイクロスコープで根管内を覗くと、微細なガッタパーチャが残存し、超音波で洗浄しても破片が出てこない場合も多い。とにかく根気よく行うしかないが、意外とクレンザーで取れることもある。

多少の残存は
やむをえない

　これらの方法で除去を試みても、ガッタパーチャすべてを除去するのは困難だ。ガッタパーチャを完全に除去できない場合でも、K.SRCT の根管形成ルール「根尖#20 の拡大」「#9 のプラガーで作業長マイナス 6 mm」で根管がスムーズに形成されていれば、根尖に多少のガッタパーチャが残存していても、根管充塡後の予後に問題はなく、根尖病変は縮小する症例が多い。

図1　クレンザーによるガッタパーチャの除去

古いガッタパーチャは、クレンザーを使って絡めて引き上げると除去できることもある。

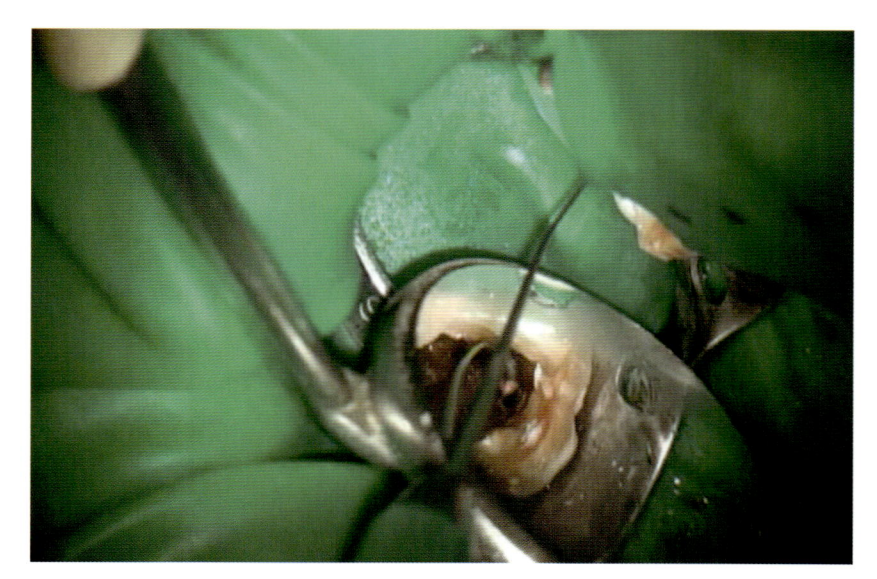

根管充塡時期の判断

根管充塡は不要？

そもそも根管充塡は必要か？　犬で行った実験では、根管充塡をしなくても予後に影響はなかったとする論文がある[1]。しかし、これが人間にあてはまるのかどうか甚だ疑問だ。

当会では根管充塡を行わなかった症例はない。アンダー根充は、やり直しを義務づけているため、アンダー根充の症例はほとんどないが、過去10年程度のデンタルX線を確認し、アンダー根充の予後が確認できた症例が抜髄処置で7例、感染根管処置で7例あった。症例が非常に少ないため統計的な意味は低いが、パッドを形成した症例の予後と比較して、アンダー根充の成功率は極端に数値が低かった。

医療法人社団 敬友会における根管治療の成功率（%）

抜髄処置（アンダー根充）	42.86
感染根管処置（アンダー根充）	28.57
抜髄処置（パッド形成）	95.05
感染根管処置（パッド形成）	87.87

※感染根管処置は、根尖部透過像が改善したもののみ成功と評価した。

根管充塡時期の判断基準が臨床現場を混乱させている

根管充塡の時期について、私も若い頃には散々悩まされた。なぜか？　大学で習った根管充塡時期の基準を満たす症例が稀だったからだ。なかでも「打診痛消失」と「綿栓の乾燥」に縛られていると、いつまでも根管充塡はできない。

実際には綿栓が乾燥することはありえないし、現在では水硬性仮封材キャビトンを使っている場合が多く、タービンで削って外せば綿栓の状態はよくわからないはずだ。根管充塡時期の判断基準として示されていても、滲出液によって綿栓が着色しているかどうかという参考程度なのだろう。

前述したように、K.SRCTでは打診痛や綿栓の状態は根管充塡時期の判断に影響は与えない。端的にいえば、「打診痛消失」「綿栓の乾燥」ともに無視する。無視しても結果に影響はおよぼさないからだ。そもそも打診痛という概念がうさんくさい。抽象的すぎる。ピンセットをひっくり返して、コンコンと歯を叩いて、患者さんに痛いか痛くないかを聞くのは、患者さん本人の感性にかなり依存しているといわざるをえない。

　では同様に根管充塡時期の判断基準とされる「自発痛の消失」についてはどうだろう？　まず、自発痛を誘発する根管治療は明らかに根尖の突きすぎと考える。根管内の感染性物質などの押し出しが自発痛の要因だろう。つまり、根尖の突きすぎと根管洗浄に注意すれば、根管治療中に患者さんが自発痛を訴えることは、ほぼなくなる。感染性物質などを根尖から出さないためには、次亜塩素酸ナトリウムと超音波による洗浄をこまめにすることに尽きる。

> 根尖の突きすぎによる押し出しが自発痛の原因

K.SRCTの根管充塡時期

　根管充塡の時期については、論述した文献は私が見る限りほぼない。打診痛についての事項などは、実験室で証明できないだろうし、実際の患者さんでなければ打診痛の有無が根管充塡と予後におよぼす影響は調べられないと思う。

　K.SRCTでは、ここまで数値で示してきたルールと根管内をなめらかに仕上げる根管形成が終了したら、すぐに根管充塡を行う。しかし、大量に排膿するような場合は、当然この限りではない。ただし、そのような状態は稀だ。私たちの診療所における根管治療症例では、根管充塡後1週間で咬合痛は消失する。根管治療の実態に則さない「判断基準」で根管充塡の時期に悩むことはないのだ。

　K.SRCTは、1回から数回の来院で終了することができる。きわめて稀だが、根管から脈を打つように排膿しない限り、綿栓交換だけに患者さんを来院させることはない。

> 根管形成後、間を置かずに根管充塡

参考文献

1 Sabeti MA. et al. Healing of apical periodontitis after endodontic treatment with and without obturation in dogs. J Endod. 2006 Jul; 32(7): 628-33

オリフィス部の重要性

ガッタパーチャが入る格納容器

根管充填の
成否を
左右する
重要な概念

オリフィス部とは、K.SRCT のた根管充填のために私がつくった「ガッタパーチャが入る格納容器としての機能」を果たす根管形成部位の概念だ。日本で一般的に行われている側方加圧根管充填法や、アメリカの専門医のあいだで一般的に行われている CWCT などのように長いガッタパーチャを根管に挿入するなら、このような概念は必要ない。ガッタパーチャを切り分けて根管充填をする K.SRCT では、根充の成否にかかわる重要な概念なのだ。

オリフィス部は根管が 1 本の前歯では必要ない。根管そのものがオリフィス部といえるからだ。しかし、ふたつ以上の根管を有する歯ではオリフィス部を形成する必要がある。

根管に最初に詰め込むガッタパーチャは、ダウンパック（根尖を封鎖）する重要な役割を果たす。K.SRCT の根管充填を円滑に行うためには、このガッタパーチャがしっかりとオリフィス部に格納されている必要がある。ガッタパーチャがオリフィス部の上部からはみ出していると、プラガーで押したときに押圧が外に逃げてしまう。また、根管内の壁面とのあいだに隙間があっても、緊密な根管充填はできない。オリフィス部が形成されて、はじめて緊密な根管充填が可能になるのである。

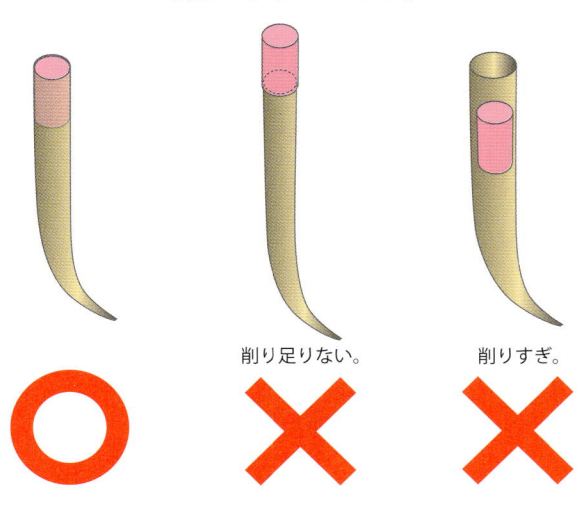

削り足りない。　削りすぎ。

図1　大臼歯のオリフィス部形成とガッタパーチャの関係

小臼歯や大臼歯など複根歯における概念。ガッタパーチャは根管口付近に収まる必要がある。飛び出していると、プラガーの押圧が側方に逃げ、根管充填の失敗につながる場合が多い。逆に、根管の深い部分まで挿入された場合は、根管壁の削りすぎに起因する場合が多い。

ガッタパーチャがオリフィス部に格納できない原因

オリフィス部
の形成が
不十分窩底？

ガッタパーチャ
の調整が必要

ガッタパーチャがオリフィス上部からはみ出す要因はふたつある。

ひとつ目はオリフィス部の形成が不十分な場合で、使用するゲイツドリル＃4の習熟度が低い場合に起こりがちだ。

オリフィス部と窩底との移行部が直角に近い場合、ガッタパーチャをオリフィス部に格納するのに苦労することがある。これを避けるために、その部分の内面をなめらかに仕上げる必要がある。それに用いるのがゲイツドリルの＃5だ。しかし、削りすぎては強度を落とすのでほんの少しだけである。

ふたつ目は、キャリアにつけたガッタパーチャが長い場合だ。たとえばオリフィス部の深さが5mmのとき、6mmのガッタパーチャを挿入すれば、当然はみ出す。わずか1mmが根管充塡の成否を左右することがあるのだ。よって術者はガッタパーチャの長さについて、補助者に正確な指示を出しておかなければならない。なお、オリフィス部に対してガッタパーチャが長い場合、ガッタパーチャを焼く時間を調整して短くすることもできる。

キャリアにつけるガッタパーチャの長さはおおよそ5mm。前歯部に関しては少し長めの6mm程度、臼歯部で歯根が短い場合には4mm程度にすることがある。

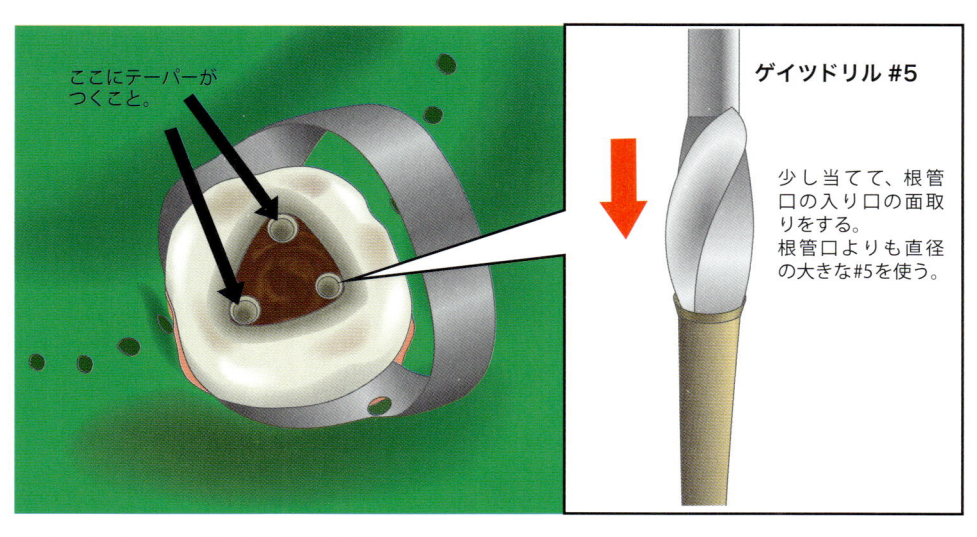

図2　オリフィス部の形成概念図

ガッタパーチャの選択と扱い方

ガッタパーチャの性質

　K.SRCT において、ガッタパーチャの性質は非常に大切だ。私はピアス社のガッタパーチャを K.SRCT の根管充填用に指定している。使う太さは #70 のみ。ほかのサイズやアクセサリーポイントは一切必要ない。

　ピアス社のガッタパーチャは、韓国のメタバイオメッド社で製造されている。ピアス社で販売されているもの以外にも、この会社のガッタパーチャを使ったことがあるが、古かったのか、組成が違うのか、ピアス社で扱っているガッタパーチャとはまったく性質が異なったため、現在ではピアス社販売のガッタパーチャをもっぱら使っている。

ガッタパーチャの使用法

ガッタパーチャ
は切り分けて
使用

　ガッタパーチャはハサミで切り分けて使う。切る長さはオリフィス部の深さによって異なる。小臼歯は 5 mm が標準、前歯は 6 mm 程度。前歯はオリフィス部を形成する必要がないため長めにする。大臼歯は 4 mm 程度の場合が多い。施術の際は術者がオリフィス部の深さを判断してガッタパーチャの長さを助手に伝え、助手が準備する。

ニードルを
キャリアに
転用

　切り分けたガッタパーチャは、キャリアにつけて根管内に挿入する。以前はオピアン・キャリア法の提唱者である故大津晴弘氏にならって、丸い玉がついた昔ながらの伝達麻酔に使用する伝麻針のなかに浸潤麻酔の針を入れて手づくりしていた。オピアン・キャリア用として販売されていたものもあったが、現在では伝麻針やオピアン・キャリア用のキャリアが手に入らなくなった。もっと簡易なキャリアを使っても根管充填操作になんら問題はないことから、エッチング材などに付属してくるステンレスの針がついたニードルをキャリアとして転用している。マイクロスコープでニードルの先端を見ながらやや斜めに削り、これにガッタパーチャを刺して使う。

　私たちの診療所では、視力の確かな若い助手が切り分けたガッタ
パーチャをこの手製のキャリアに差し込む。このとき、ガッタパー
チャのつけ方にややコツがあり、差し込み方が甘くても、がっちり
差し込みすぎてもよろしくない。根管充填をする前にガッタパー
チャは火炎で少し焼いてから手首を振って火を消すが、キャリアに
装着するときにつけ方が甘いと手首を振った瞬間にガッタパーチャ
はどこかに飛んでいってしまう。逆にがっちりつけてしまうと、根
管内のオリフィス部にガッタパーチャを格納するときに、キャリア
からガッタパーチャを外すことが困難となる。

**図1　ピアス社のガッ
　　　タパーチャ**

東京歯科産業が総代理店
なので、どの材料商でも
入手できる。サイズは#70
のみ用意しておけばよい。

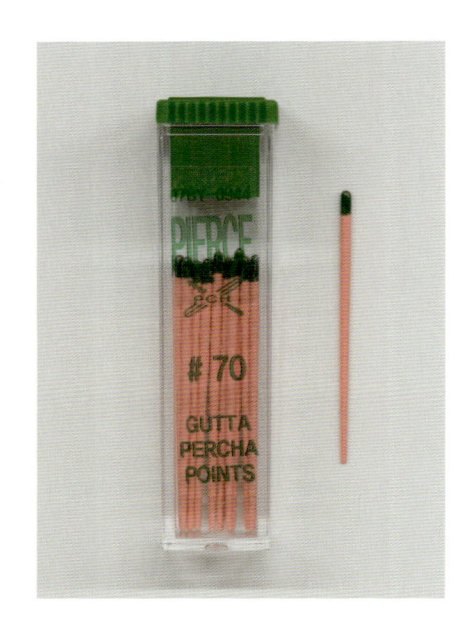

根管充塡の手技 （ダウンパックとバックフィル）

最も重要な根尖の封鎖

　根管充塡において根尖を封鎖する作業をダウンパックという。バックフィル（バックパック）はダウンパック後に根管口までの間隙を充塡する作業と考えてよい（ともに CWCT の概念だが、広く根管充塡のステップを表す用語として使われている）。

　一連の根管充塡の手技のなかでも最も重要といえるのがダウンパックだ。ダウンパックの成否によって予後が決まるといっても差し支えない。根管内を根尖外の組織と隔離するためには根尖の緊密な封鎖が大事なのだ。根尖病変があり、歯槽骨の一部が破壊されている場合、骨が再生されるか否かはダウンパック次第だ。ダウンパックに続くバックフィルは、ある程度の緊密さが保持できればよい。

ダウンパックの実際 ── ガッタパーチャの処置

　K.SRCT におけるダウンパックの実際を試行方法から示す。まずガッタパーチャをキャリアにつけた状態でマイクロスコープを覗きながら、最も挿入しにくい根管を選び、根管内への挿入を試行する。指の角度や挿入方向を体に覚えさせるのだが、マイクロスコープを覗きながらの作業はミラーで確認することが多いため試行は不可欠だ。ここでいう試行とは、抜去歯での練習ではなく、実際の治療における試行を意味する。つまり毎回の治療ごとに行う。

　試行することによって根管を把握したら、実際にガッタパーチャを挿入する。このとき、ガッタパーチャを軟化させるために先端のみを火炎で焼き、手首を振って火を消すが、天然成分由来のガッタパーチャは油脂分が多い部分と少ない部分があるようで、そのときどきで燃え方が違い注意が必要だ。この方法に慣れるまでは、火の消し方は事前に練習が必要だ。大きく手首を振るとガッタパーチャはどこかに飛んでしまうし、振りが小さいと火は消えず、ガッタパーチャは燃えつきてしまう。些細なことと思わず、十分に事前の準備をしておきたい。

ガッタパーチャ
をユーカリオ
イルに漬ける

　ガッタパーチャの火が消えたら、ユーカリソフト液（以下ユーカリオイル）にガッタパーチャの先端のみを注意深く浸ける。こうすることによって先端の炭化した部分がユーカリオイルのなかに落ちる。ユーカリオイルを用いてガッタパーチャを軟化させる方法はアメリカでは古くから行われている[1]。ユーカリオイルに浸したガッタパーチャは、すかさずガーゼに先端を注意深く近づけて、余剰なユーカリオイルを吸い取らせる。ユーカリオイルは、酸化亜鉛系のシーラーを溶解する能力もあるため[2]、これは必ず行う。

シーラーの
使用は必須

　次いでシーラーをガッタパーチャの先端に少しつける。以前はシーラーは使わずガッタパーチャのみで根管充塡をしていたが、ガッタパーチャの経年的な収縮がいわれるようになったため[3]、10年前からはシーラーを使っている。シーラーの使用に際して重要なのは粘度だ。水っぽくなく硬すぎない、生クリーム程度の粘度がよい。シーラーは MTA ベースのシーラーを推奨する。

図1　ガッタパーチャの処置

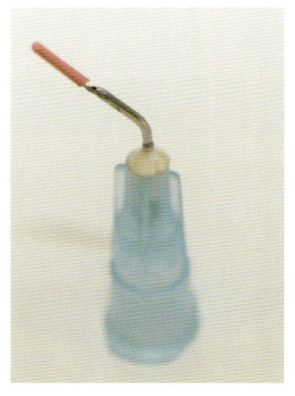

1　ガッタパーチャは針の先に取りつける

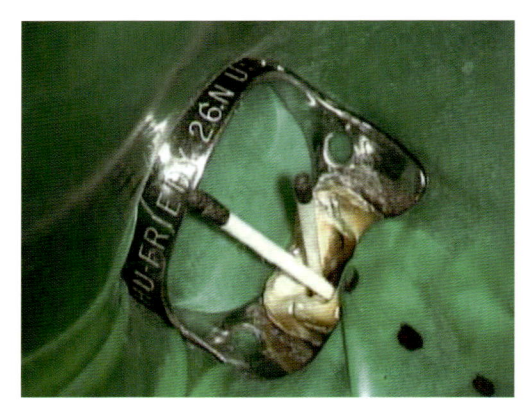

根管内は挿入前にペーパーポイントで乾燥させる

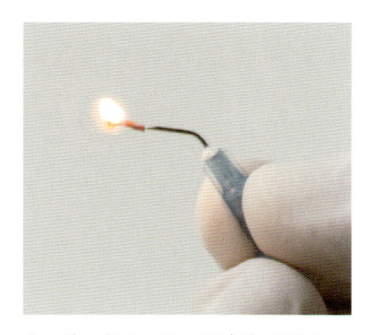

2　ガッタパーチャに火をつける

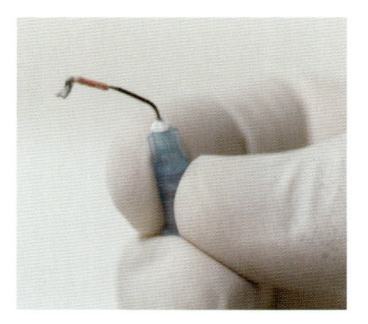

3　先端が飛ばないように振って火を消す

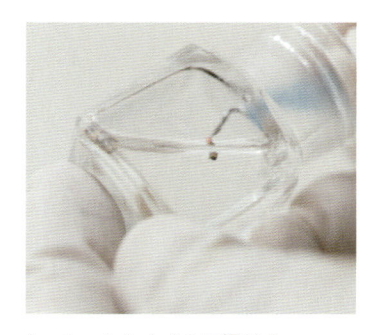

4　ユーカリオイルに浸ける

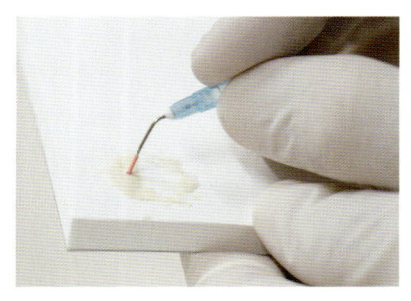

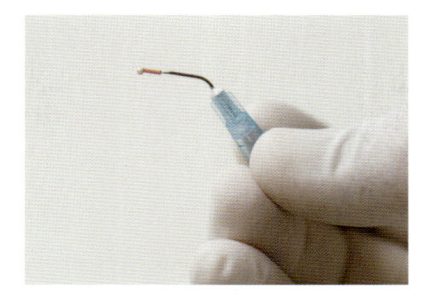

5　シーラーを先端につける　　　　6　挿入準備完了

ダウンパックの実際 ──根管への格納

　　ガッタパーチャの準備が整ったら、次に根管内に挿入する。この瞬間が最も大事で、手のブレを起こさないために一瞬息を止め、マイクロスコープを見ながら目的の根管のオリフィス部に格納する。

　　キャリアに微振動をかけてガッタパーチャを切り離したあと、格納したガッタパーチャをシルダープラガーの#9を使い、500g程度の力で押す。ガッタパーチャを押す力が弱すぎても根尖の封鎖はできない。「作業長マイナス6mm」の根管形成ができていれば、そこがストッパーとなり、根尖を突くことはない。

　　かなりの圧力になるので驚かさないように、患者さんに「押しますよ」と告げ、下顎の場合は圧力が逃げないようにするとともに、顎関節に影響を与えないように、助手に掌で下顎を保持してもらう必要がある。この際には麻酔は必須だ。抜髄根の場合は無麻酔で行うと、かなり痛むし、1根だけならまだしも、3根や4根の場合は押すたびに痛がられる。患者さんが痛がっていると腰が引けてしまい、圧がかけられないため、アンダーの根管充塡となることが多く、その場合はガッタパーチャの除去からやり直さなければならない。

　　注意しなければならないのは、他院から転院してきた患者さんで、すでに根管内を大きく削りすぎていて、K.SRCTのルールである「作業長マイナス6mm」以上にプラガーが入ってしまう場合だ。根尖孔が過剰拡大されているケースでは、プラガーを押す力をコントロールする必要がある。

　　また、下顎7番などで下歯槽神経と根尖が非常に近接していることが稀にあり、このような場合は根管形成から根管充塡まで、細心の注意が必要である。K.SRCTではガッタパーチャの量が決まっているため、大量に根尖から押し出すことは少ないが、下歯槽神経内にガッタパーチャを押し出すと知覚麻痺を起こすことが多い。日本

で希少な舌神経縫合、下歯槽神経縫合を行う和歌山県立医科大学の藤田茂之教授は、そうなった場合、早急にガッタパーチャを除去する外科手術が必要と述べている。

　ダウンパックが終わったらレントゲン撮影を行う。これについては別項目に記す。

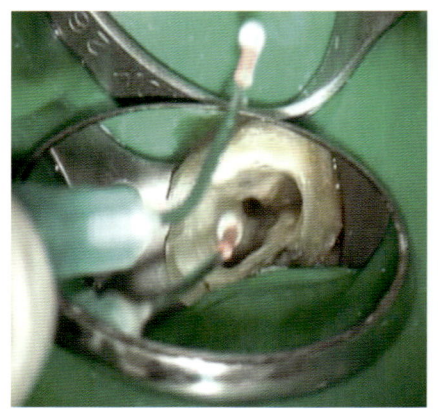
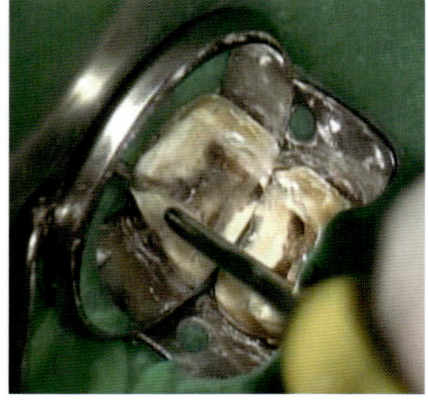
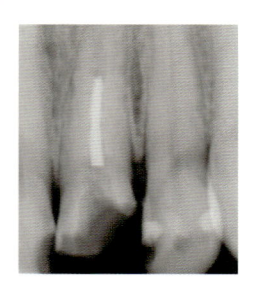

図2　ダウンパックの処置
根管内にシーラーをつけたガッタパーチャを挿入する（左）。
#9のプラガーでダウンパック（右）。

バックフィルの実際

ダウンパック
後の根管充塡

　レントゲンでダウンパックによるパッドの形成を確認したら、次はダウンパックした上方にガッタパーチャを充塡していくバックフィルを行う。バックフィルに際しては、ダウンパックに使った残りのガッタパーチャをハサミで切り分け、ダウンパック同様に焼いてユーカリオイルに浸け、キャリアに装着して根管内に充塡する。Vertucciによると、根尖周辺以外にも側枝があるという[4]から、バックフィルの際もシーラーは使うほうがよいと考える。バックフィルのガッタパーチャの長さは、前歯部では6mm程度、臼歯部では4mm程度。プラガーはダウンパックに使った#9から始め、根管口まで根管が太くなるに従って#11を使う。なお、K.SRCTで使うプラガーは#9と#11のシルダープラガーのみだ。

コロナルリ
ケージは
考えにくい

　バックフィルはダウンパックと比べれば鼻歌交じりでできる。ただし、根管壁との間に隙間が生じないように加圧はしっかりしておく必要がある。バックフィルも緊密に充塡されていないと、歯冠側から細菌の微小漏洩（コロナルリケージ）が起こり、根尖に向かっ

て再感染することが指摘されているが、K.SRCT の場合は、よほど
の歯冠修復を行わない限り、根管外から漏洩が起こるとは考えにく
い。推論だが、根尖の封鎖が悪く、根管内に取り残した細菌によっ
て根尖が再感染するのではないか。

　バックフィルが完了した状態では、大臼歯なら大きさがそろった
整った円形のガッタパーチャが根管の数だけ並ぶ。

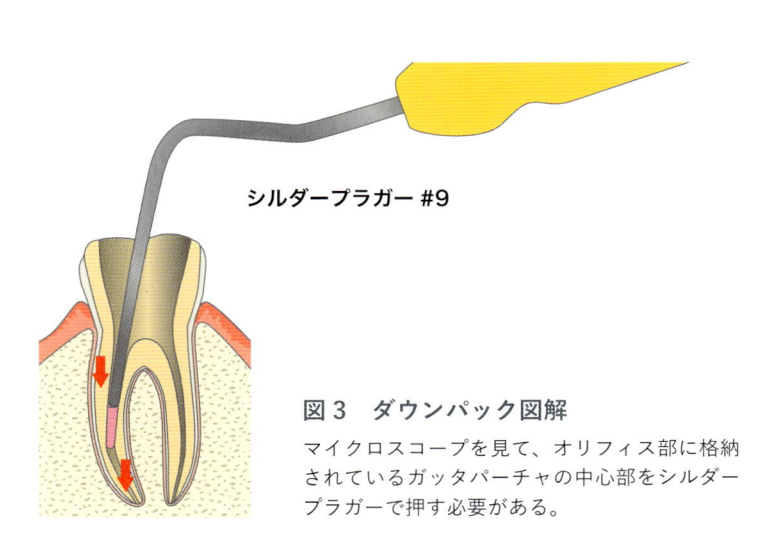

シルダープラガー #9

図 3　ダウンパック図解
マイクロスコープを見て、オリフィス部に格納
されているガッタパーチャの中心部をシルダー
プラガーで押す必要がある。

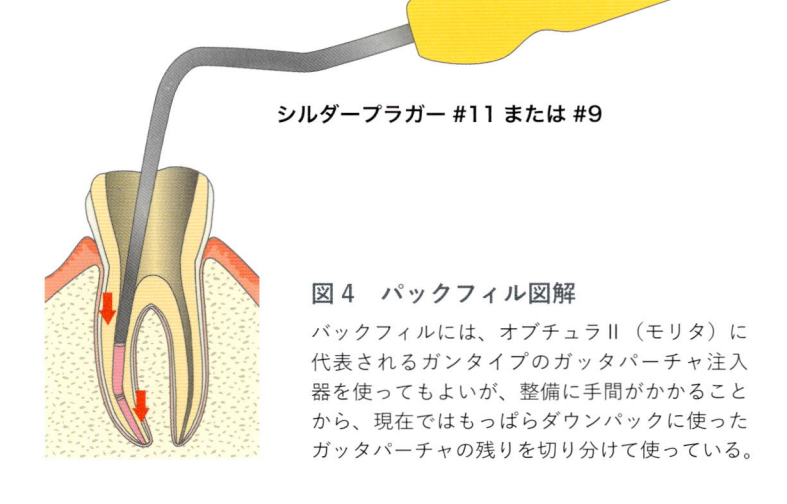

シルダープラガー #11 または #9

図 4　パックフィル図解
バックフィルには、オブチュラ II（モリタ）に
代表されるガンタイプのガッタパーチャ注入
器を使ってもよいが、整備に手間がかかること
から、現在ではもっぱらダウンパックに使った
ガッタパーチャの残りを切り分けて使っている。

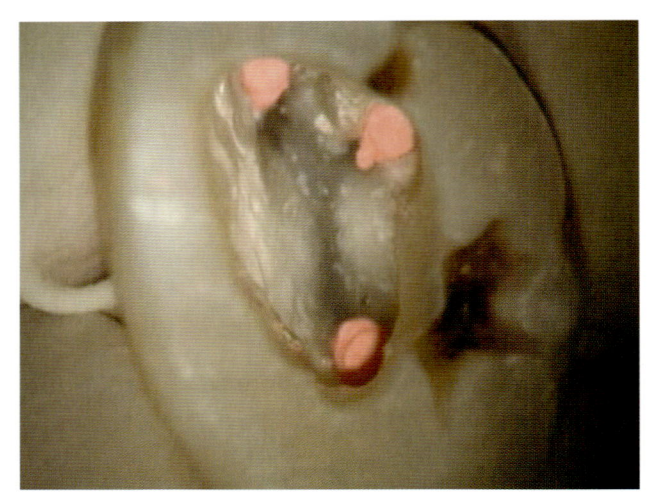

図5 バックフィル後の根管口付近

根管孔はゲイツドリル＃4と同じ直径なので、バックフィルが完了すると、ガッタパーチャによる整った円形のフォルムが完成する。ただし、ファイバーコアを用いる場合は、ここまでのバックフィルは必要ない。

参考文献

1 Morse DR, et al. A radiographic evaluation of the periapical status of teeth treated by the gutta-percha-eucapercha endodontic method: a one-year follow-up study of 458 root canals. Part II. Oral Surg Oral Med Oral Pathol. 1983 Jul; 56(1): 89-96.

2 Yadav HK, et al. The effectiveness of eucalyptus oil, orange oil, and xylene in dissolving different endodontic sealers. J Conserv Dent. 2016 Jul-Aug; 19(4): 332-7.

3 北村和夫 他、根管充填、日歯内療誌、36(3): 109-1420、2015

4 Vertucci FJ. Root canal anatomy of the human permanent teeth. Oral Surg Oral Med Oral Pathol. 1984 Nov; 58(5): 589-99.

根管充塡後のレントゲン　パッドの形成

パッドの形成を確認

バックフィル
前に
レントゲンで
確認

　ダウンバックが終了したら、バックフィルの前に必ずレントゲン撮影を行う。K.SRCT では、根尖にパッドというレントゲン不透過像の形成が確認できたら根管充塡は成功と判定する。パッドはいわば根管充塡材の押し出しといえる。つまり、K.SRCT 治療においてはアンダー根充は許容しない。湾曲根管であるから、生理学的根尖孔だからなどという理由でアンダーでよいとは考えていないのだ。パッドの評価については種々の論文があり、押し出された材料と根管充塡法によって予後は異なる[1]とされているが、K.SRCT では予後良好だ。

図1・2　パッドの形成
根尖の円形の不透過像がパッド。ガッタパーチャとシーラーの混合物と考えられる。

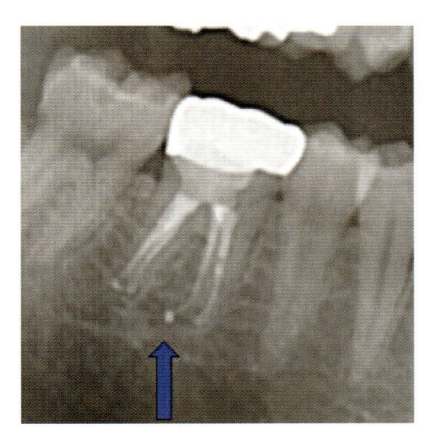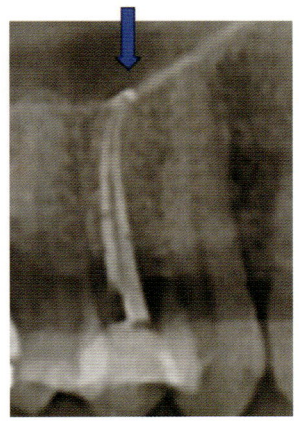

ガッタパーチャ
の経年的に
収縮する

　現在ではガッタパーチャの経年的収縮[2]を考えてシーラーを併用しているから、パッドはシーラーとガッタパーチャの混合物だろう。半年程度までなら、シーラーを使ったほうが有意に漏洩が少ないという明らかな実験結果[3]もあり、シーラーは使うべきだと考えている。シーラーは以前はユージノール系シーラーの「キャナルス」を使っていたが若干の収縮があるため[4]、現在では MTA ベースのシーラーを使っている。アメリカ Brasseler 社の Endosequence BC Sealer がよいとの報告があるが[5]、日本では発売されておらず、組成が似た MTA フィラペックス（ヨシダ販売）を用いている。

根尖からの押し出しの質的な違い

側方加圧根管充塡法のオーバーフィリングと、K.SRCT における
パッドの形成は、同じオーバー根充だが質的にまったく異なる。

側方加圧根管充塡法では、まったく軟化していない固形のメイン
ポイントが根尖孔から突き抜けた場合、根尖孔の周囲に空隙が残る
と思われる。当然、シーラーもその周辺に都合よく存在していると
は限らない。よって、根尖孔の周辺に慢性的な感染が残るために、
症状が出ると考えられる。

K.SRCT の場合、充塡材の押し出しであることに変わりはないが、
押し出した形状がまったく違う（図3・4・5）。軟化したガッタパー
チャにシーラーをつけて根管内に挿入しているため、根尖孔を完全
に封鎖して、その残りが根尖に出ているのだ。これをパッドと呼ぶ
わけだが、これが確認できれば根尖は封鎖されていると考えて差し
支えない。

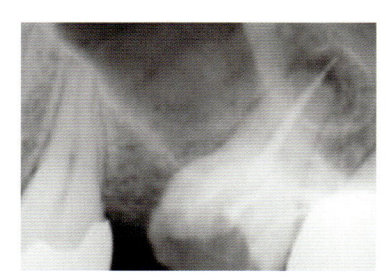

**図3　メインポイントの
　　　押し出し**

慢性疼痛が生じていた左上第一大
臼歯。原因は側方加圧根管充塡法
によるメインポイントの押し出し
と思われる（2011/12/26）。

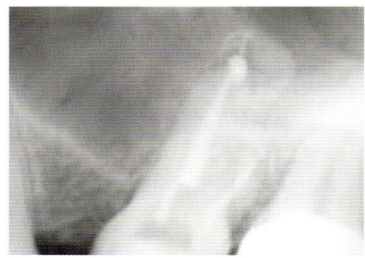

**図4　K.SRCT で根充のやり
　　　直し**

根尖にパッドが形成されている
（2012/07/17）。

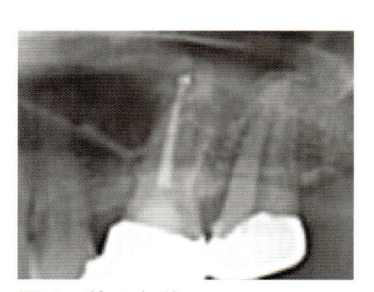

図5　約4年後

症状はまったくない
（2016/03/04）。

ダウンパックの確認

ダウンパックの撮影は、通常はデンタルX線で行う。下顎7番
のようにデンタル撮影がしにくい場合はパントモを撮ることもあり、
レントゲンでは根管充塡の判定がしにくい場合は躊躇なく CBCT
撮影をする。

なお、根尖病変が歯根嚢胞であると診断した場合は、すべて
CBCT で経過を観察する。根管治療で歯根嚢胞は治らないとされて
いるが、これまでの K.SRCT の症例では多数の根尖病変の消失が確

認されており、患部周辺に何らかの食細胞が出現することにより歯根囊胞が消滅すると考えている。

予後に影響しない
上顎前歯の
押し出し

　また、上顎前歯の歯根囊胞部分への根管充塡はパッドを形成せずに螺旋状の形態で根尖から押し出されることがあるが予後に影響しない。数年かかるものの、囊胞が収縮して骨再生が起こるとともに根管充塡材は吸収される。根尖から押し出されたユージノール系のシーラーは、周辺組織から除去されるとされている[6]。

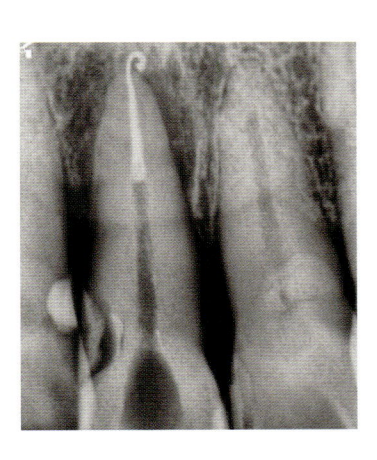

図6　根管充塡材の漏出
根尖から押し出され、螺旋状に形成された上顎前歯の根充材。このような状態でも、なんら問題を起こすことはない。

参考文献

1　Rosen E, et al. The Prognosis of Altered Sensation after Extrusion of Root Canal Filling Materials: A Systematic Review of the Literature. J Endod. 2016 Jun; 42(6): 873-9.

2　北村和夫 他、根管充塡、日歯内療誌、36(3): 109-1420、2015

3　Wu MK, et al. Diminished leakage along root canals filled with gutta-percha without sealer over time: a laboratory study. Int Endod J. 2000 Mar; 33(2): 121-5.

4　Ørstavik D, et al. Dimensional change following setting of root canal sealer materials. Dent Mater. 2001 Nov;17(6):512-9.

5　Candeiro GT, et al. Evaluation of radiopacity, pH, release of calcium ions, and flow of a bioceramic root canal sealer. J Endod. 2012 Jun; 38(6): 842-5.

6　Augsburger RA, et al. Radiographic evaluation of extruded obturation materials. J Endod. 1990 Oct; 16(10): 492-7.

パッド形成の意義

根尖の封鎖を確認する指標としての役割

パッド形成が
レントゲンで
確認できる
意義

　前述したように、下顎切歯では根尖孔の開口位置に一定の方向性がない[1]。私の臨床経験上はほかの歯種でも同様で、つまり根尖と根尖孔が一致する例はむしろ少ない。レントゲンでアンダー根充と判断されても、アンダーに見えるのは、根管が頬舌的に曲がっているからだろうと解釈したり、解剖学的根尖孔と生理学的根尖孔の位置の違いによるとしたりしているのが、根管充塡後のレントゲンの評価だろうと思う。極論をいえば、CBCT でなければ正確に根管充塡の質を評価できないのだ。しかし、パッドを形成する K.SRCT の場合は、通常のレントゲン撮影でも確認できる。CBCT によらなくても立体的に根尖の封鎖が確認できる指標となっていると解釈できる。

パッドはどうなるか

消失する症例
消失しない
症例

　パッドを形成した場合、予後に根尖病変をつくることはほとんどない。術前に根尖病変を有する症例では、徐々にレントゲン透過性が減少する。つまり骨の再生を意味していると私は評価している。

　パッドはその後どうなるか？　今回、本書を執筆するにあたり、当院で行った相当数の症例を調べ直したが、周囲が歯槽骨に囲まれている場合と、上顎洞粘膜直下では違うようだ。骨に囲まれてる場合は、5 年以上経過してもパッドの消失は見られないことが多い。

【症例 1】
骨中のパッドの経過
左は根充後 5 年、中と右は根充後 9 年（パントモ、CBCT）。パッドの消失は見られない。

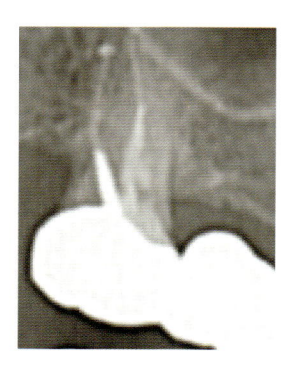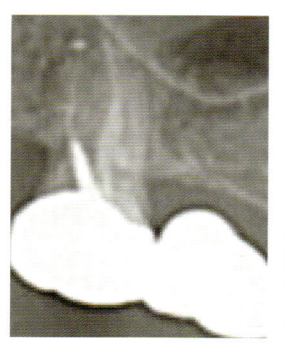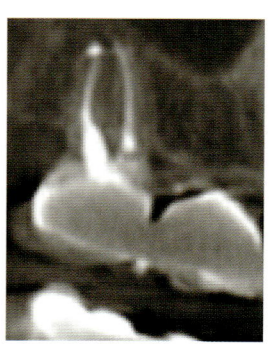

上顎洞粘膜近い場合は、徐々に吸収されていく症例（症例2）が多い。

　それでは、根尖病変と思われる透過像のなかにパッドを形成し、漏出した場合にはどうなるか？　これは上顎の前歯の根管充填時に起こることが多い。この場合も症例3に見るように吸収される場合が多く、異物として炎症の原因となった症例はない。

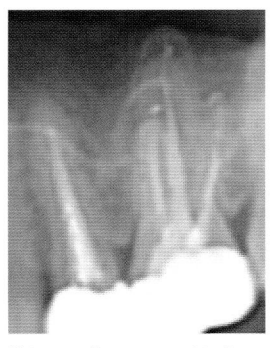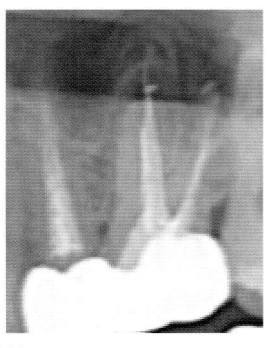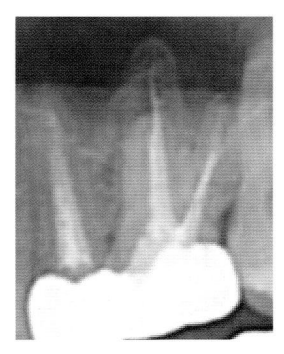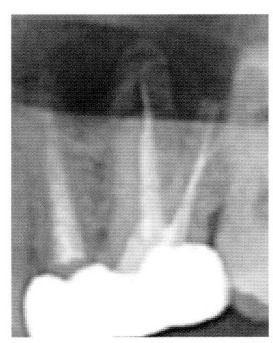

【症例2】上顎洞粘膜骨近接

左から根充直後、1年後、3年後、5年後。パッドは徐々に消失傾向にある。

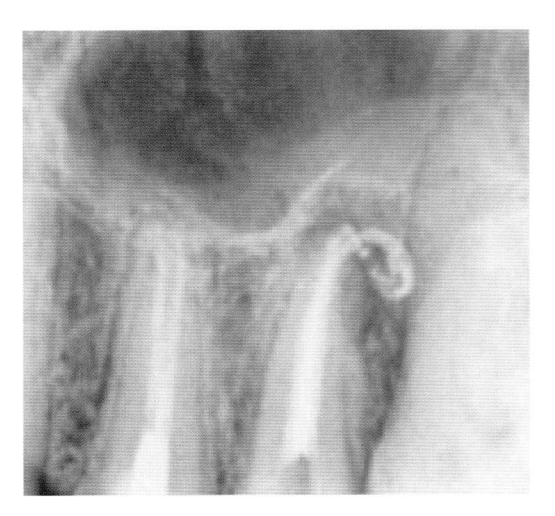

【症例3】根充材の漏出

左は根充時（2013/04/20）。充填材の漏出が顕著に見られるのに対し、術後2年のCBCT画像（下3点）では相当量が吸収されているのがわかる。

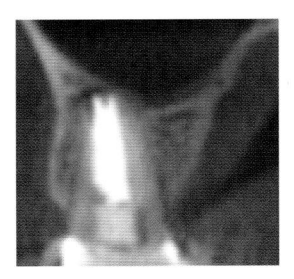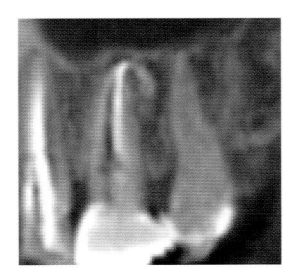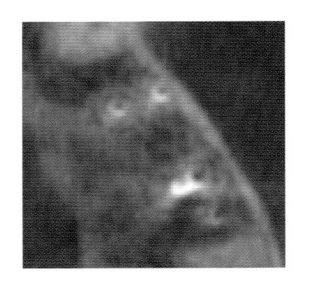

参考文献

[1] 西田太郎 他、マイクロCTによる下顎切歯根管形態の分析、日歯保存誌、58(1)：42-52、2015

根管充塡に失敗した場合の処置

根管充塡の失敗は不十分な根管形成に起因する

エビデンスでは
アンダー・
オーバー根充の
優劣はつかず

　K.SRCT での根管充塡の失敗とは、レントゲンで根尖にパッドの形成を確認できなかった場合を指す。つまり、アンダー根充だ。文献ではアンダー根充は根管治療の失敗に関係しないとするもの[1]、根管治療の失敗の原因の第 1 位はアンダー根充による失敗 46.9%、オーバー根充による失敗 13% とするもの[2] など、さまざま見られる。K.SRCT ではパッドを形成しないアンダー根充は再度やり直す。

根管充塡の失
敗は根管形成
の失敗に起因
する

　根管充塡の失敗は、K.SRCT の根管形成のルール逸脱に起因することが多い。つまり、根尖を #20 まで拡大形成できていない場合、シルダープラガー # 9 が「作業長マイナス 6 mm」まで根管に入るように形成されていない場合、根管内にステップが形成されている場合、そしてオリフィス部にガッタパーチャがしっかりと格納されていない場合などだ。

　失敗の予兆もある。それはプラガーでガッタパーチャを押して引き抜くときにわかる。成功したときはプラガーにガッタパーチャは付着してこない。ガッタパーチャは根尖に緊密に充塡され、パッドを形成している。しかし、失敗した場合はパッドは形成されずにプラガーに付着してくる。

　パッドが形成されていないと判定した場合は、無理にガッタパーチャを押し込まない。シルダー法などで行われるように、焼いたプラガーでガッタパーチャを根管内で加熱して、再度押してもパッドを形成することは少ない。パッドが形成されていない場合は根管形成に立ち戻るのだ。

根管充塡材の除去は早めに行う

時間経過と
ともに
除去が困難に

　K.SRCT における根管充塡のやり直しのうち、特に根管充塡材の除去は施術当日のうちに行う。数日するとシーラーやガッタパーチャが固まり外しにくくなる。根管充塡を行った当日であれば時間はかからないが、それでも充塡材すべてを除去するのは手間がかかる。失敗しないに越したことはない。

なお、根管充塡に一度失敗したからといって、やり直して根尖を封鎖できれば、経験上予後に差はない。

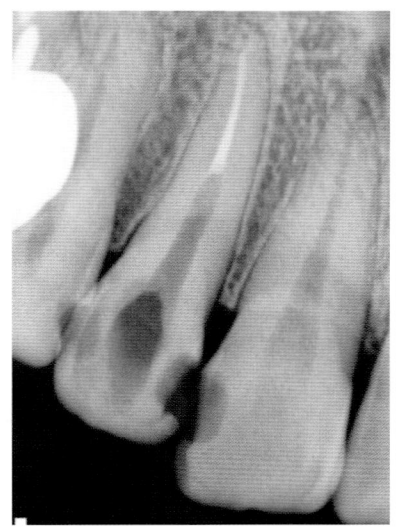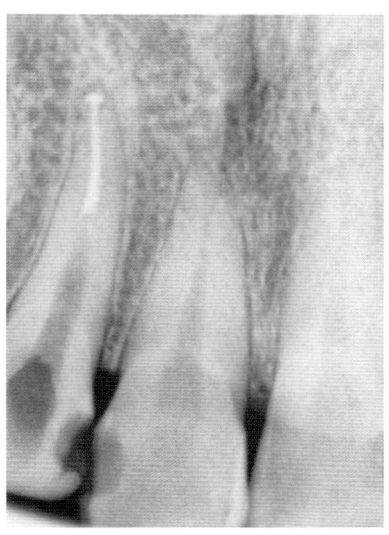

図1　根管充塡のやり直し

左のレントゲンは K.SRCT では根充失敗とした。しかし、根尖と根尖孔の位置が一致しない歯が多いことを理由に、アンダー 2 mm でも根尖孔を封鎖している場合が多いとする論理の場合は、根充成功となる。この症例では当然、根管充塡をやり直した。すると右のレントゲンのように、後述するパッドを形成した。根尖と根尖孔は一致していたのだ。

参考文献

[1] Lin LM, et al. Factors associated with endodontic treatment failures. J Endod. 1992 Dec; 18(12): 625-7.

[2] Akbar I. Radiographic study of the problems and failures of endodontic treatment.Int J Health Sci (Qassim). 2015 Apr; 9(2): 111–118.

根管充塡後の投薬

症状は術後1週間で消失する

術後の違和感が残る側方加圧根管充塡法

　根管壁に対して圧をかける側方加圧根管充塡法の場合、根尖に対して垂直方向に圧がかかることはほとんどない。よって根管内の残置物を押し出す危険性は低く、垂直加圧根管充塡法で根管充塡したあとに感じるほどに違和感は強くないだろう。しかし、根尖の封鎖は不十分なため違和感は長く続き、根尖病変が消失することもないと考える。側方加圧根管充塡法を行った場合、垂直加圧根管充塡法に比べて術後の痛みや予後不良の率が高いことは、先に文献で示したとおりだ。

咬合痛が残っても速やかに消失する

　K.SRCT の場合は、根管壁をなめらかに形成することによって、ガッタパーチャをシーラーとともに根尖へ送り込む。次亜塩素酸ナトリウムと EDTA の併用、さらに超音波チップの使用によって根管洗浄を徹底しても、根管内の完全な無菌化は困難だから、除去しきれなかった細菌を含んだ残置物を根尖から押し出していると考えられる。K.SRCT 施術後に現れる咬合痛はこのためだと思われるが、多くの症例では術後1週間を過ぎると、症状は速やかに消失する。これは根尖が封鎖されたことによって、持続的な生体への攻撃因子が断たれたためだと解釈できる。また、押し出された残置物は何らかの食細胞に貪食されるものと思われる。

　私は患者さんにこの点を包み隠さず話し、一般的には抗生物質と鎮痛剤を、3日分程度出している。投薬をしなくても、根尖の封鎖によって向上した生体の防御反応で自己治癒するが、出しておいたほうが無難だ。

　なお感染根管処置で、1か月経っても症状が治まらない場合は、歯根破折に起因していることが多い。

根管充塡後の補綴

支台築造は根管充塡後2週間

　一般的に、根管充塡には支台築造も含まれるが、K.SRCTでは根管充塡の当日に行うことが絶対条件ではない。キャビトンで根管を封鎖しておけば、1～2週間後で差し支えない。多くの場合は根管充塡後の違和感が消失する1週間程度、ナーバスな患者さんの場合は2週間程度を目安にして、一般的なファイバーポストとレジンで支台築造を行う。

　その後の補綴は原則的に咬頭を被覆したクラウン形態とする。

推奨される
補綴物の材質

　補綴物の材質は、歯牙やレジンと強固に接着する長石系のセラミック（セレック）や、イーマックス（二珪酸リチウム）を勧めるようにしている。これらに比べるとメタルは接着が弱い。保険適用外の材質を勧められるのも、根管治療の予後に自信が持てるようになったからだ。患者さんにはぜひ被せ物にもこだわってほしいと思えるようになった。

　なお、当会の診療所ではセレックシステムを使っている。このシステムなら長石系も二珪酸リチウムも即日で終了することができるからだ。また、海外をはじめとした遠方からいらっしゃる患者さんの治療では、抜髄からセラミックの被せ物装着まで1日で行う場合もある。この場合は、1週間はよく咬めないことを十分に説明をしたうえで行う。

セラミックの注意点と利点

　補綴物の材質に関する注意点を記しておこう。

　大臼歯の補綴の場合、私は7番には長石系を使わない。当会の診療所で行った1000本以上のセラミック系の治療の予後を調べたところ、最後臼歯に長石系を使った場合にクラウンの破折が最も多かったからだ。よって7番の補綴物には二珪酸リチウムを使う。

　セラミック系のなかでもジルコニアはあまり勧められない。接着性の問題があるとともに、咬合面を削って調整した場合は表面をよ

く研磨しておかないと、対合歯を傷める恐れがあるからだ。

　残存歯質としっかり結合するセラミックは、咬合面からの感染の危険性も低下させると考える。咬合面からの感染は、よほど質の低い根管治療を行わなければ起こらないと私は思うが。

補綴物の材質比較

補綴素材	硬さ	光の透過性	接着性	製作難易度
長石系セラミック（セレック）	約160MPa	高い	よい	ミリングのみで完成
二珪酸リチウム（イーマックス）	約530MPa	中程度	よい	焼成必要
ジルコニア	約1100MPa	低い	悪い	焼成必要／ポーセレン築盛が必要な場合もあり

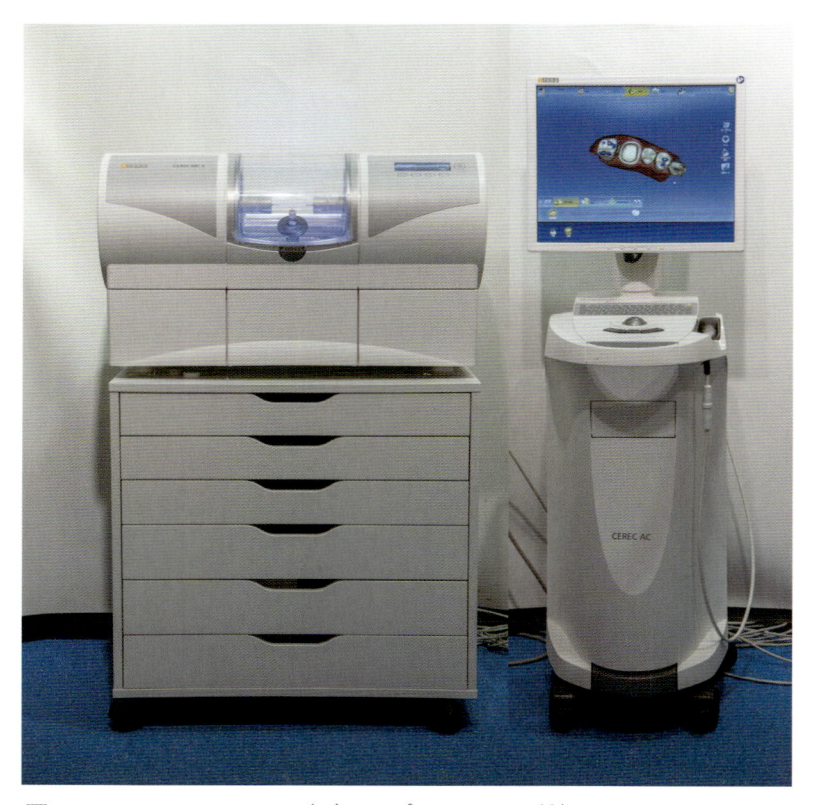

図1　セレックシステム（デンツプライシロナ社）

K.SRCT における抜髄根管形成（大臼歯）

01	麻酔
02	充填物除去
03	バイトを落とす
04	破折しない形態にする（重要）
05	髄腔に穿通（見やすいように側壁を除去する）
06	根管口明示 ―― 次亜塩素酸ナトリウムで根管口部をまず洗浄する
07	#08 K ファイルで根尖孔を探索する（絶対に力を入れない。プレカーブ）
08	確認できれば、 1 回目の根管長測定をする
09	振動コントラ SEC コントラに #8K ファイルを付けて根管口を外側に広げる
10	削り屑は毎回必ず超音波用根管チップで水洗（根尖孔を詰まらせない）
11	セックは #8 から #15 まで（根尖に対して押しつけない）
12	ゲイツドリル #2 で外側に押しつけて根管口を外側につくる
13	ゲイツドリル #3 から#4でオリフィス部を形成する
14	再度、根尖孔を確認。この段階で#20で根尖孔を穿通させる
15	2 回目の根管長を測定
16	ゲイツドリル #2 に戻る
17	プラガーの #9を根管内に入れて目盛りを読む
18	15 で確認した「作業長マイナス 6mm」を最終目標に、どれくらい足りないかを確認
19	必要ならば、エンドウェーブの #06 テーパー #35、#30程度を使って拡大
20	ゲイツドリル #2 に戻ってさらになめらかにする
21	プラガー #9で再度計測する
22	足りなければ 16 と17の作業を繰り返す
23	「作業長マイナス 6 mm」になれば終了
24	8 から 20 の間は、削り屑が出たら超音波洗浄を必ず行う
25	2.5%次亜塩素酸ナトリウム 1 分
26	EDTA で 1 分
27	2.5%次亜塩素酸ナトリウム 1 分
28	根管充填

K.SRCT における根管充塡（大臼歯）

01	麻酔
02	「作業長マイナス6mm」までプラガーの#9が入ること、根尖孔は「#20で穿通」していること、カーブシリンダー部に「ステップがない」根管形成がなされているか再確認
03	オリフィス部がしっかりと形成されていることを確認する
04	2.5％次亜塩素酸ナトリウムで1分間洗浄
05	EDTA で1分間洗浄
06	2.5％次亜塩素酸ナトリウムで1分間洗浄
07	ガッタパーチャの試適。練習
08	キャリアにガッタパーチャがついているものを用意してもらう
09	火炎で焼く
10	手首を振って火を消す
11	ユーカリソフト液に先端のみを浸漬。焼けた部分を落とす
12	ガーゼに近づけて余剰なユーカリソフト液を沁み込ませて除去
13	シーラー（キャナルス）を先端につける
14	マイクロスコープを見ながら、オリフィス部に格納する
15	プラガー#9でガッタパーチャの中心部を押す。押す力は根尖孔の大きさによる。#40以上開いている場合は、あまり押さない（ダウンパック）
16	根管全部に15の作業を行う
17	レントゲン撮影
18	パッドが形成されていることを確認
19	ガッタパーチャをキャリアにつけてもらい、根管内に挿入圧接（バックフィル）
20	築造

PART 3

K.SRCT症例集

K.SRCT の予後

医療法人社団敬友会で行った K.SRCT の成績について

　医療法人社団敬友会で行った K.SRCT の症例を紹介するにあたって、まず症例についての統計的評価を記しておきたい。ここに記した症例は、2006 年から 2018 年にかけて当会で行われた根管治療のうち、信頼すべき治療データが残存するものであり、この成績を得るにあたり、医療法人社団敬友会の倫理委員会より承認を得たものである。また、開示すべき利益相反状態はない。

術前・術後が
比較できる
レントゲン
写真

　根管治療の予後を評価する場合、レントゲン写真が評価材料のすべてといっても過言ではないと思う。私たち臨床医は当然ながら治療のためにレントゲン写真を撮っているのであって、大学の研究者と違って研究のためではない。そのため、レントゲン写真が残存していない症例については、評価の対象外とせざるを得なかった。特に 2010 年の診療所移転に伴って CBCT の導入を機にレントゲンシステムを変更したため、過去のレントゲン写真が見られない症例もあった。術前と術後のレントゲン写真が不足なくそろう症例を探し出し、それらのレントゲンを見比べて判定するのには非常に苦労をした。

評価基準の
設定

　このような事情により、評価に値する症例数はそれほど多くないが、評価基準をつくり、評価のブレを最小限にとどめるために筆者ひとりが判定を行っている。なお、治療担当は筆者が最も多いが、勤務医の歯科医師が行った症例も多数含まれる。

当会で行った K.SRCT の評価基準

5	まったく問題なし。CT 等で完全に確認できる場合
4	問題なし。パントモやデンタルで確認ができる場合
3	根尖病変はなし。しかし瘢痕を思わせる場合や歯根膜腔の拡大を認める場合
2	小さい根尖病変を認める
1	明らかに根尖病変を認める。または歯根破折

抜髄処置の予後

　抜髄に関しては、おおむね4年以上経過している症例を評価対象としている。評価基準の1および2を失敗と判断し、なんら問題なく使用できる歯であっても、根尖病変を認めた場合は失敗となる。評価基準の3以上を成功とし、平均成功率の95％は、オピアン・キャリア法の94％と近似した数値となった。

　なお、当会のK.SRCTは保険外診療だが、これらの症例のなかには、同様の方法で行った保険診療の根管治療が多数含まれていることも申し添えたい。

当会で行った抜髄処置の評価

根数	症例数	経過年数	評価1症例数	評価2症例数	評価3症例数	評価4症例数	評価5症例数	成功率 (%)	評価平均 (5点満点)
単根	31	6.03	0	0	9	8	14	100.00	4.19
単根即根充	32	9.42	1	1	0	15	15	93.75	4.31
複根	35	6.95	0	2	2	19	14	94.29	4.29
3根管以上	52	5.81	1	2	4	13	32	94.23	4.40
平均		7.05						95.56	4.30

感染根管処置の予後

　前述したとおり、当会では無症状の根管治療は原則的に行っていない。よって、感染根管処置のほぼすべてが痛みなどの不快症状を有した歯であり、また、ほとんどの症例が再根管治療である。

　成功率（改善率）は平均80％台後半であり、評価基準は抜髄処置同様、なんら問題なく使用できる歯であっても根尖病変を認めた場合は失敗とした。

　改善度とは上記の評価基準について、K.SRCTを行うと評価がどれだけ上昇するかを数値的に調べたものだ。評価基準が1である根尖病変を認める場合でも、評価基準の3程度まで上昇を期待できること、根尖病変も治癒することを示している。

　なお、根管充填後に根尖病変が消失する、またはその傾向が確認できるのは、根尖病変の大きさにもよるが、おおよそ3か月程度と思われる。

当会で行った感染根管処置の評価

根数	症例数	平均観察期間	改善率	悪化率	不変率	改善度
		(年)	(%)	(%)	(%)	(4点満点)
単根	43	3.34	93.00	0.0	7.00	2.10
複根	28	3.80	78.60	7.1	18.20	1.20
3 根管以上	25	4.32	92.00	4.0	4.00	2.32
平均	32	3.82	87.87	3.70	9.73	1.87

参考　アンダー根充の予後

アンダー根充
は予後不良の
傾向

　95 ページに記した内容と重複するが、アンダー根充の予後についても改めて記しておきたい。前述したように、K.SRCT においては、根管充填後に根尖部へのパッド形成を必須としているため、根尖部にパッドの形成が確認されない場合は原則的に根管充填をやり直す。よって、アンダー根充の症例は極端に少ないのだが、レントゲン写真を評価する際にわずかながらアンダー根充の症例を見つけた。抜髄、感染根管処置ともに、7 例ずつなので参考数値としかいいようがないが、アンダー根充は根尖病変を生じ、パッドを形成した症例と比較して予後は明らかによくない。

当会で行ったアンダー根充の予後

	成功率 (%)
抜髄処置	42.86
感染根管処置	28.57

　しかし、これらの症例でも、根管治療後の予後不良で外科処置を行ったケースはなく、当会全体の根管治療症例でも歯根端切除などの処置を行わなければならないことはほぼない。

　昨今、外科的歯内療法という言葉を聞くが、違和感を禁じ得ない。そもそも外科治療自体が歯内療法でないことは明白で、大いなる語義矛盾である。なぜこのような言葉が使われているのか？

外科的歯内療
法は歯内療法
か？

　通常の根管治療では治癒せず外科治療に頼るしかなくなった場合、患者さんを口腔外科医に紹介ないための、歯内治療の専門家による処置名にすぎないと考えるのは勘ぐりすぎだろうか？

症例を供覧するにあたって

数少ない
CBCTによる
術前・術後の
評価

根管治療専門書は数多あるが、CBCTで術前・術後を評価している本は見かけない。CBCTが普及してまだ年数を経ていないためであり、大学などでは撮影をするための手続きが煩雑なためなのだろう。当会でも根管治療術前にCBCTで撮影するが、治療後のCBCTまでそろっている症例は少ない。インプラント治療がその後にあるケースで、根管治療部位も写り込んでいた場合が多い。

次ページ以降に紹介する症例をまとめるにあたり、できるだけ術前・術後のスライスの角度を統一するため、術前のスライス画像のプリントを参考にして術後のスライスの角度を決めた。ほぼ同じような部位でスライスができたものと満足している。

当会では「近畿レントゲン工業社」のCBCTを採用している。このCBCTは撮影範囲が広く、パントモと同じように特別な角度づけが不要で、ただ顎を載せておけばよい。撮影範囲の狭いCBCTでは撮影範囲に入れるためにさまざまな工夫をしなければならず、術前・術後の比較がしにくくなることに気づいたしだいだ。

CBCT画像に
よる
評価の意義

CBCTの場合、レントゲン造影性の強い物質に対するアーチファクトは避けがたい。これはガッタパーチャにもあてはまり、充填したガッタパーチャが太く見える、つまり根管を削りすぎているように見える傾向がある。CBCT以外で評価した症例を数例載せているのは、アーチファクトが生じた画像を除外した結果である。

また、以下にご覧いただく多くの症例は感染根管処置であることをお断りしておく。抜髄処置では95％以上が根尖病変を形成しないから、術前・術後を比較しても変化はない。感染根管処置の予後が良好であることから推測できるように、抜髄処置においては他の要因による歯根破折など以外は問題を生じないと考えている。

CBCTによる放射線被曝についてはご批判もあると思う。しかし、根管治療の不備がインプラントの大きな需要を生んでいると考えられる現状においては、CBCTが不可欠なインプラント治療に至るよりも、根管治療の際にCBCTを使用してしっかりした根管治療を施し、自前の歯を保存したほうがよいと私は考える。

前述したように根管治療の評価はCBCTで行ったほうが低くなる。周辺組織が患部に重なって写り込むことがないために辛口の評価になるのだ。あえてCBCT画像をご覧いただいたのは、K.SRCTの治療効果を正確に評価していただきたいからである。

既往歴・症状

患者	40代女性
主訴	左上の頬のあたりを押すとプヨプヨする。
歯科既往歴	レジン充填を受けたというが、治療を受けた時期の記憶はない。
所見	CBCTによると上顎左側犬歯の根尖部に直径1cm程度の透過像を認めた。打診痛と根尖部の圧痛を認めた。

診断・治療

臨床診断	上顎左側犬歯：急性化膿性根尖性歯周炎
治療	K.SRCTを行った。治療回数1回

予後および考察

予後	根管充填3か月経過後、1年経過後にCBCTによる撮影。3か月経過後のボリュームレンダリング画像で口蓋側の骨欠損部が改善、1年経過後には根尖部周囲の骨もかなり改善していた。
考察	上顎犬歯は最も長い歯牙であり、ガッタパーチャが根管内を滑る距離が長いため、K.SRCTにおいてもアンダー根充になりやすく失敗しがちだ。本症例ではその点に留意し、1回の来院で根管形成から根管充填までを行った。根尖病変、浸出液、打診痛が認められた症例であり、一般的な根管充填の指針では1回での治療は考えにくいはずだ。しかし、K.SRCTにおいては、根管形成終了後、速やかに根管充填を行う。この処置で予後が良好であることを証明できた症例である。こうした症例は、一般には歯根端切除の適応になっているのではないか。

治療 Data

部位 ▶ 上顎左側犬歯
術前CT ▶ 2015/11/19　根治開始日 ▶ 2015/12/04　根充日 ▶ 2015/12/04
根治回数 ▶ 1回　術後CT ▶ 2016/03/19、2017/10/17　経過日数 ▶ 1年10か月

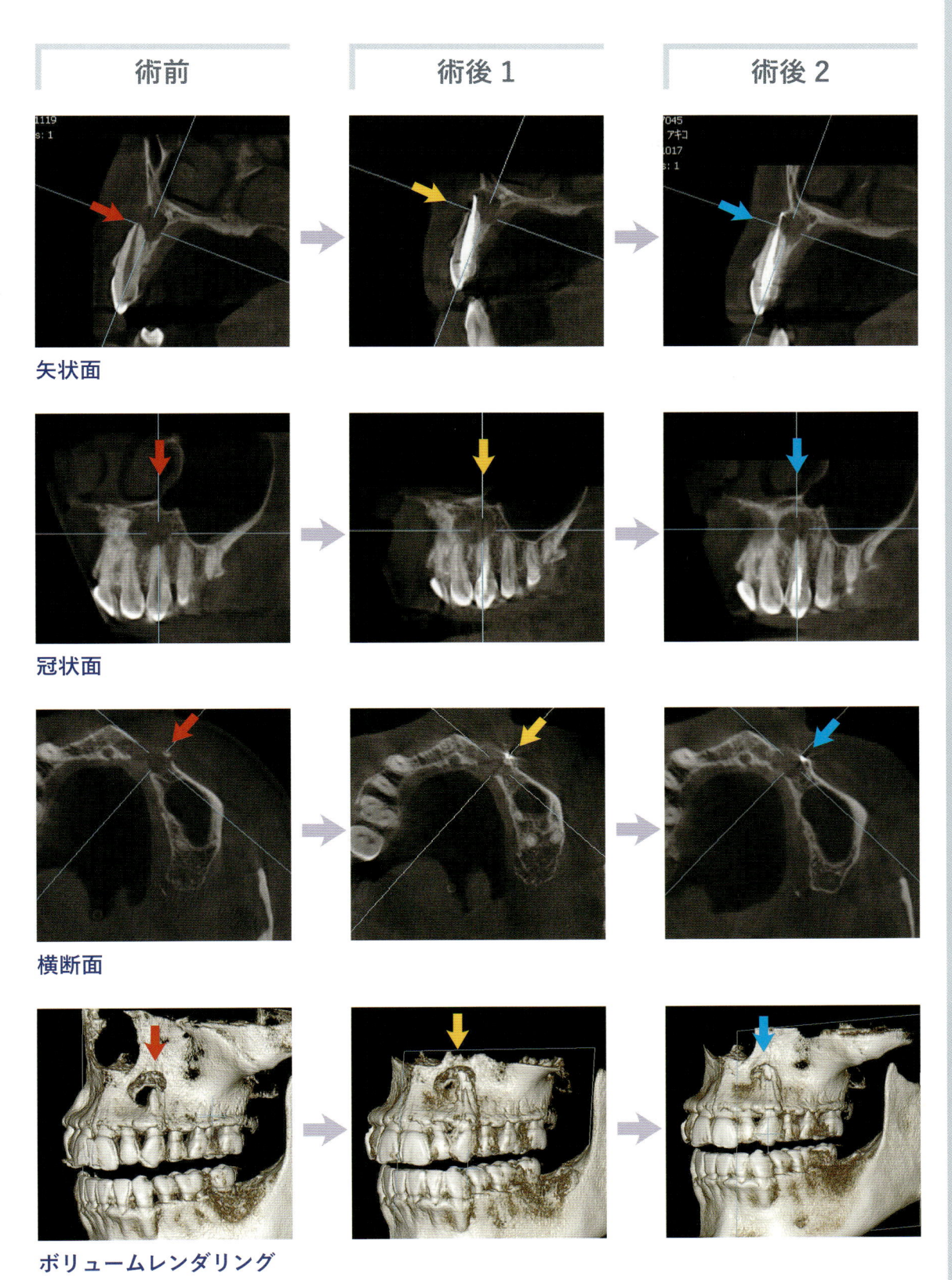

術前	術後 1	術後 2

矢状面

冠状面

横断面

ボリュームレンダリング

既往歴・症状

患者	40代男性
主訴	左下の奥歯の疼痛。
歯科既往歴	同部の根管治療を受けた記憶はない。
所見	CBCTによると、下顎左側第二大臼歯および第三大臼歯と、その周辺に円形のレントゲン透過像を認めた。

診断・治療

臨床診断	下顎左側第二大臼歯：慢性根尖性歯周炎、根尖病変。または顎骨嚢胞、腫瘍性疾患
治療	この部位の外科処置は下歯槽神経に近いために、術後に広範囲な知覚麻痺が予想されたため、まずK.SRCTを行い、骨の反応を見ることとした。根管治療回数２回。６か月程度で評価を行い、拡大傾向がある場合には、口腔外科に紹介をすることとした。 ※敬友会：くぼくら歯科医院院長：増永浩一担当

予後および考察

予後	K.SRCTのみで半年後から骨の再生が見られ、１年６か月後には、透過像はほとんど消失した。
考察	外科処置を行い、麻痺を生じさせた場合には、この患者さんの人生に与えた影響は大きかったと推察される。このような症例は顎骨嚢胞の可能性も高いので、根管治療後の経過観察は必須である。

治療 Data

部位 ▶下顎左側第二大臼歯
術前 CT ▶ 2015/05/28　根治開始日 ▶ 2015/06/08　根充日 ▶ 2015/06/27
根治回数 ▶ 2回　術後 CT ▶ 2017/03/27　経過日数 ▶ 1年9か月

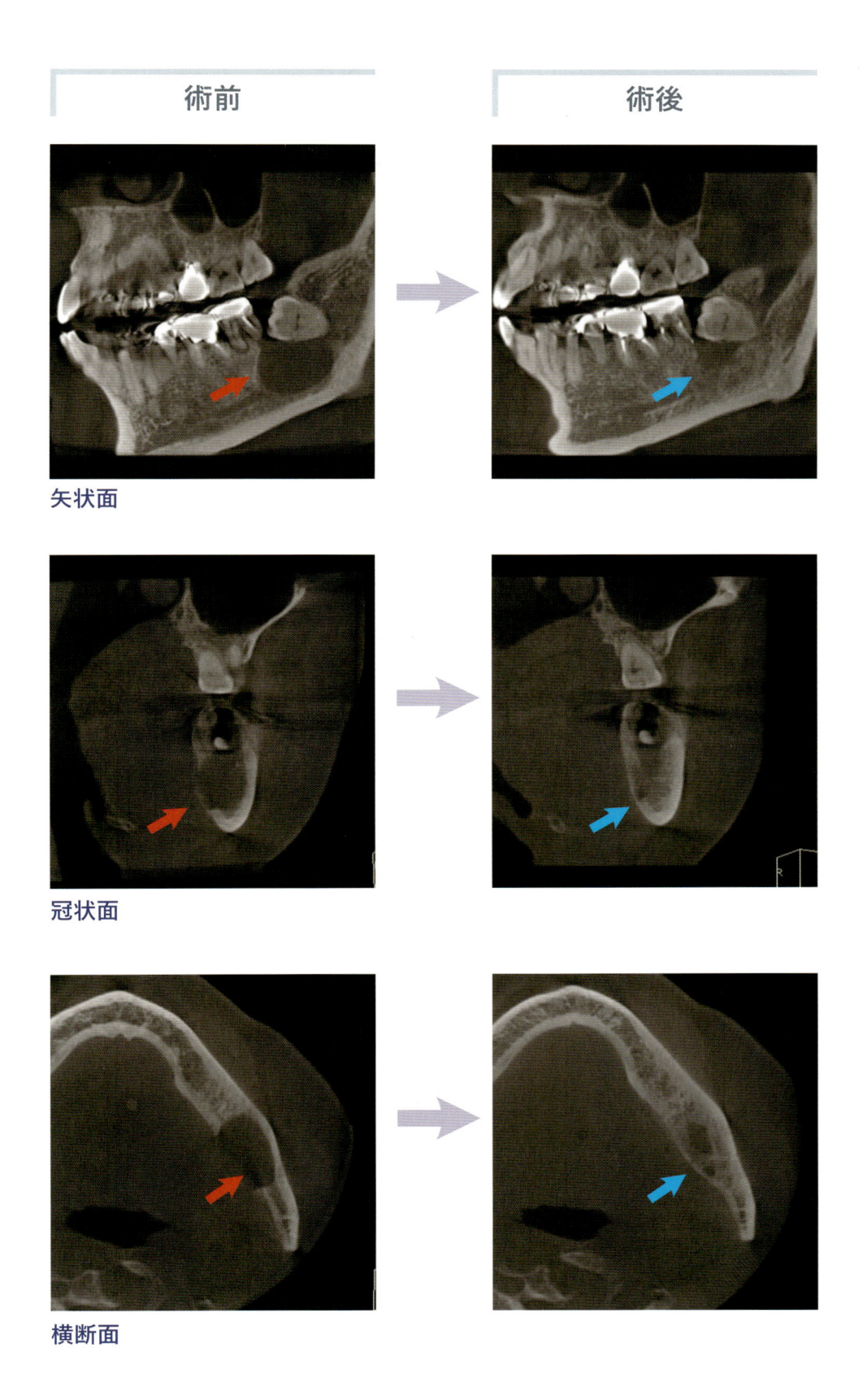

術前　術後

矢状面

冠状面

横断面

case 02

既往歴・症状

患者	20代女性
主訴	前歯の疼痛。
歯科既往歴	数年前に上顎右側側切歯の治療を受けた。
所見	右上の唇から頬部、口蓋歯肉にも腫脹を認めた。当該側切歯は生活反応はなく、打診痛は著明であった。デンタルX線では生活歯髄切断法を受けたような状態が観察された。CBCTによると、上顎右側側切歯を中心に、広範囲にレントゲン透過像が認められた。特に横断面では頬側および口蓋側の骨皮質の一部は観察されない状態であった。

診断・治療

臨床診断	上顎右側側切歯：急性化膿性根尖性歯周炎、または腫瘍性病変
治療	CBCTによると、ある程度の骨皮質の輪郭は保たれていることから腫瘍性の病変である可能性は低いと判断。まず上顎右側側切歯の感染根管処置から開始することとした。根管治療回数3回。

予後および考察

予後	術後には疼痛や腫脹も消退。11か月後のCBCTによると、レントゲン透過性も改善した。
考察	このような症例が根管治療のみで治癒すると思っていない歯科医師は多いはずだ。それは日本で主に行われている側方加圧根管充填法ではこのような結果が出ないからだと考える。同様の症例は、口腔外科に紹介され、両臨在歯も抜髄されて大きく開窓処置を受けるに違いない。こうした事情を知らない患者さんからは感謝されないかもしれないが、非外科的治療で治癒に至ったことが非常に有意義であったことは間違いない。

治療 Data	部位 ▶上顎右側側切歯 術前CT ▶ 2017/02/16　根治開始日 ▶ 2017/03/28　根充日 ▶ 2017/04/12 根治回数 ▶ 3回　術後CT ▶ 2018/03/06　経過日数 ▶ 11か月

術前		術後

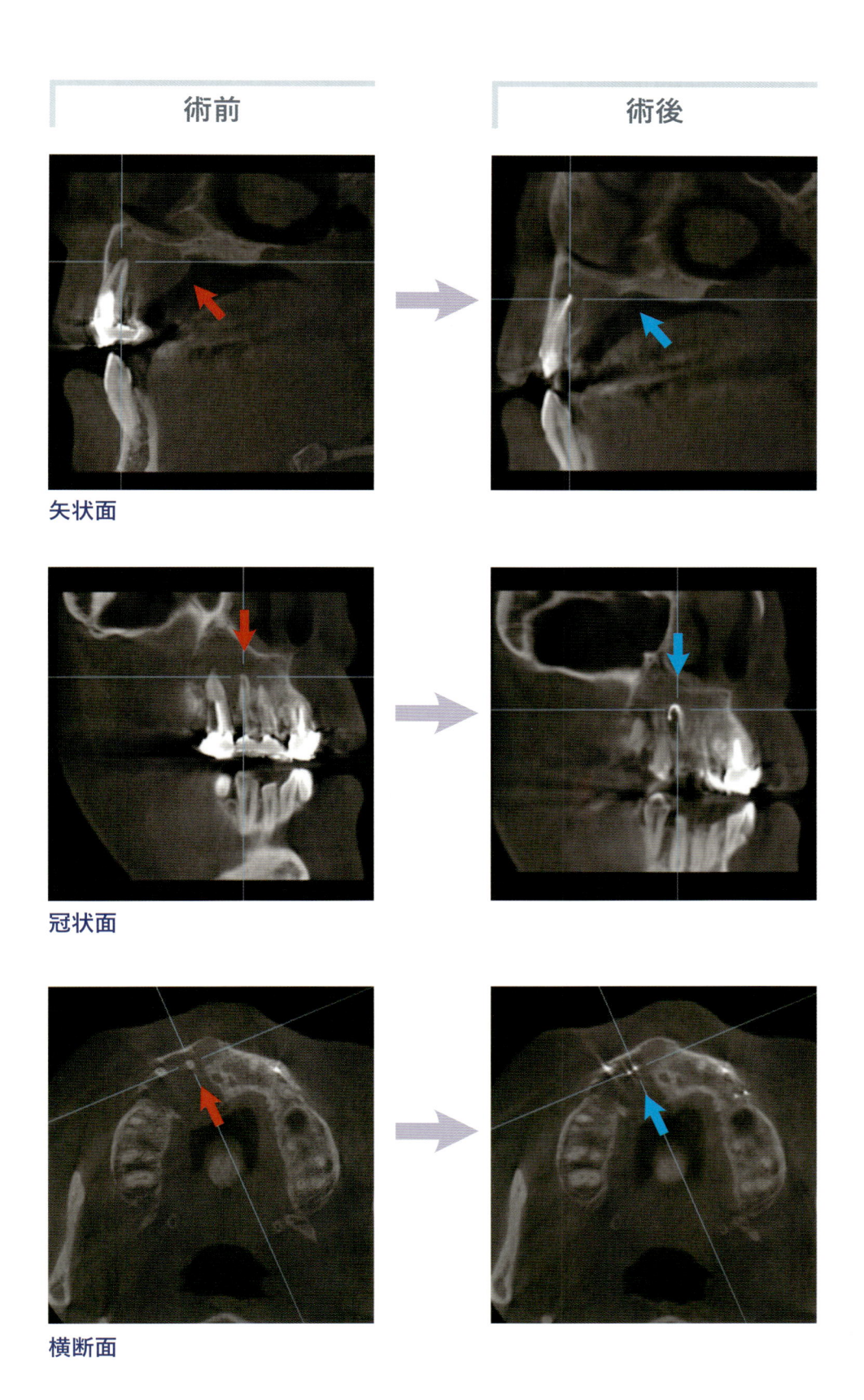

矢状面

冠状面

横断面

04 ペリオ病変を思わせ、エンド病変だった症例

既往歴・症状

患者	30代男性
主訴	右下犬歯部の歯肉の腫れ。
歯科既往歴	当該犬歯には、治療の痕跡はないが、最近受診した歯科医院では、犬歯と側切歯を抜歯するようにいわれ、当院へ転院。
所見	CBCTによると、下顎右側犬歯の根尖に瀰漫性の透過像を認める。また、頬側の骨も吸収し辺縁性の歯周炎も疑われる像を呈している。歯牙の動揺も1度認め、歯周ポケット5mm、BOP（出血）も認めた。

診断・治療

臨床診断	下顎右側犬歯：慢性根尖性歯周炎、または歯周炎。
治療	ペリオの治療に先立ち、K.SRCTを行った。治療回数2回。

予後および考察

予後	半年経過後のCBCTでは、根尖周囲の骨は再生し、垂直方向にも再生が認められた。半年経過後には、歯周ポケットは2mmとなり、BOPも認められなくなった。
考察	ペリオ病変なのかエンド病変なのか、診断に苦慮する症例に遭遇することがある。そうしたケースでは根管治療を先行させるべきであることを示唆する症例である。もし、この患者さんが以前受診した歯科医師のいうとおりに抜歯を受け入れていた場合、インプラントや義歯による補綴が行われていただろう。歯科医院によって生活の質が左右されるのである。なお、本症例は疾患に至った要因を考慮すると、咬合の問題も無視できない。矯正治療も必要と考える。

治療 Data

部位 ▶ 下顎右側犬歯
術前CT ▶ 2016/04/15　根治開始日 ▶ 2016/04/19　根充日 ▶ 2016/04/26
根治回数 ▶ 2回　術後CT ▶ 2016/11/04　経過日数 ▶ 6か月

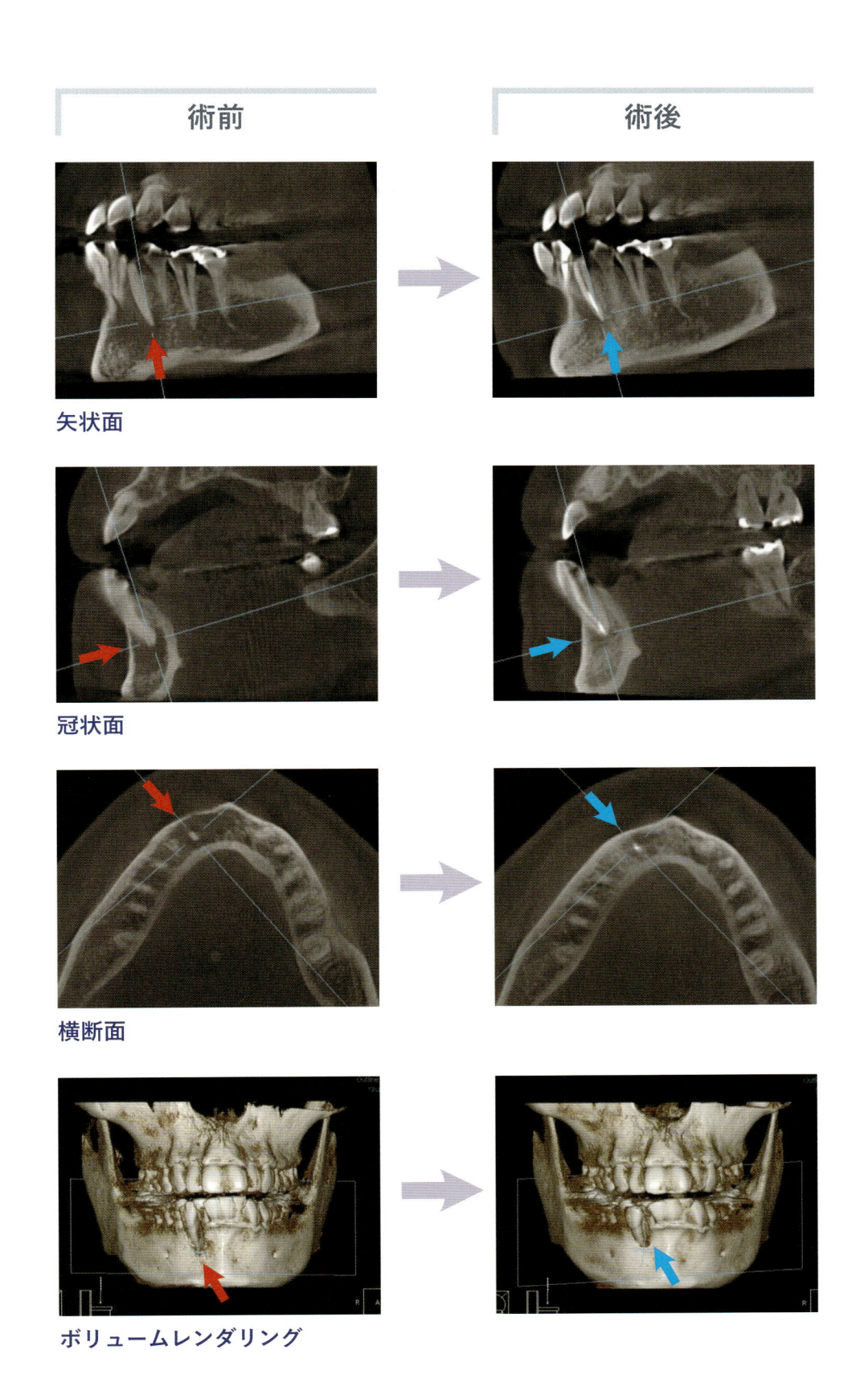

術前 術後

矢状面

冠状面

横断面

ボリュームレンダリング

05 複数の根尖病変も同様に治癒する症例

既往歴・症状

患者	30 代男性
主訴	左下の奥歯で咬むと痛い。
歯科既往歴	10 数年前に根管治療を受けた。
所見	CBCT により下顎左側第一、第二大臼歯の根尖部に大きなレントゲン透過像を認めた。

診断・治療

臨床診断	下顎左側第一、第二大臼歯：慢性根尖性歯周炎、根尖病変
治療	K.SRCT をそれぞれの歯に行った。根管治療回数はそれぞれ 3 回

予後および考察

予後	約 1 年後の CBCT によると、根尖病変はかなり縮小していた。
考察	根尖病変の縮小に関しては、根尖の閉鎖が重要であり、根尖病変の大きさは予後に関連性が低いことを示唆した症例。根尖部組織が瘢痕状であることも考えられ、これ以上の縮小となるかどうかは、経過により判断する必要がある。なお、並んだ大臼歯両歯に根管治療が必要な場合は、必ず 1 歯ずつ治療を行い、歯管修復を行って咬合を回復させたあとに、次の歯を治療すべきであることはいうまでもない。

治療 Data	部位 ▶ 下顎左側第一、第二大臼歯 術前 CT ▶ 2015/11/17　根治開始日 ▶ 2015/12/15　根充日 ▶ 2016/02/08 根治回数 ▶ 3 回　術後 CT ▶ 2017/01/10　経過日数 ▶ 11 か月

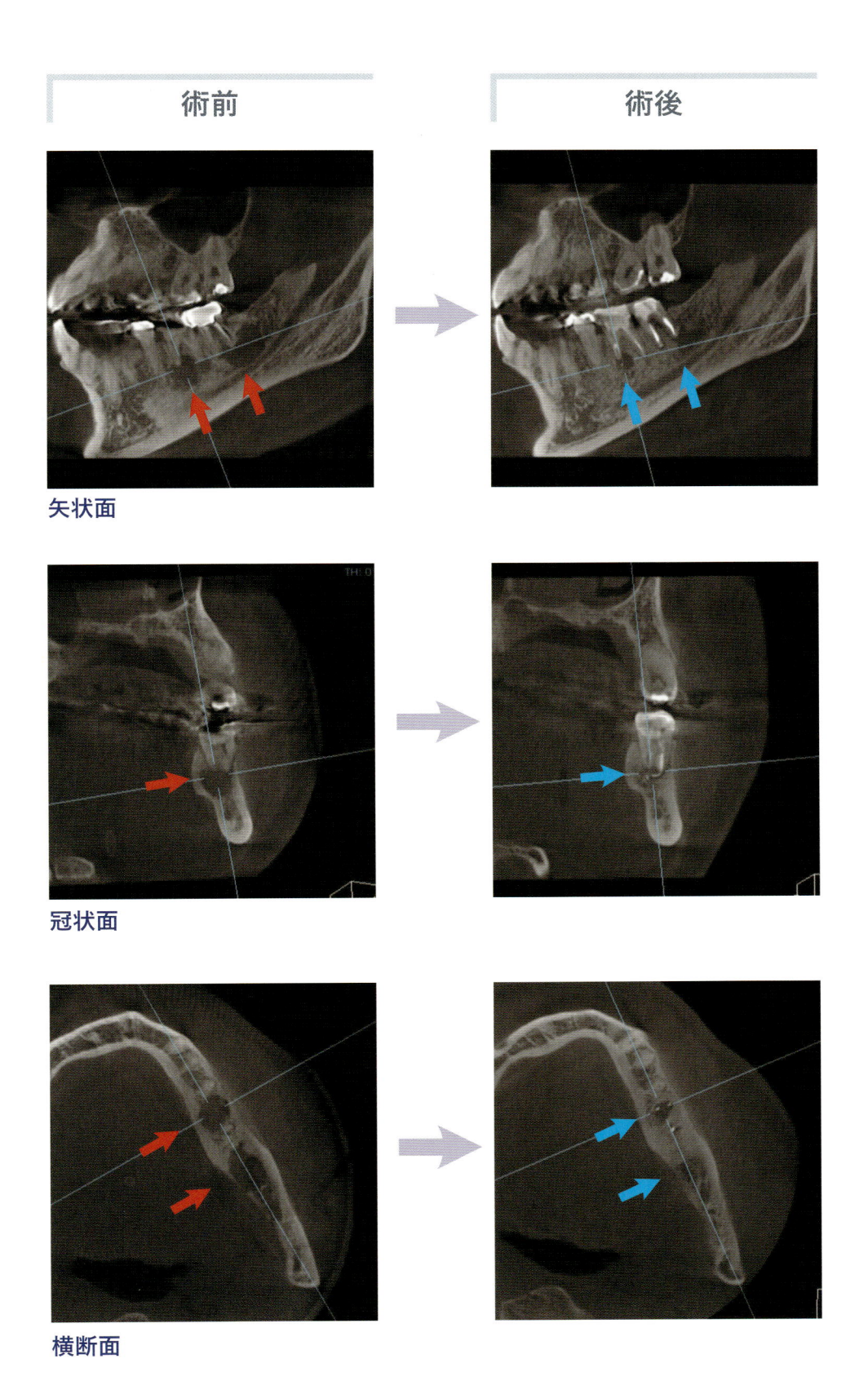

術前

術後

矢状面

冠状面

横断面

既往歴・症状

患者	30代男性
主訴	右下奥歯の歯茎の腫れと違和感
歯科既往歴	10年程度前に根管治療を受けた。
所見	下顎右側第二小臼歯根尖から下顎右側第一大臼歯近心根にかけて歯冠大の透過像あり。両歯とも根尖まで根充材は充填されていないのを確認した。

診断・治療

臨床診断	下顎右側第二小臼歯：慢性化膿性根尖性歯周炎、根尖病変
治療	下顎右側第二小臼歯より、K.SRCTを行った。来院回数は2回。しかし、第一大臼歯の根尖部骨の再生が認められなかったため、この歯についてもK.SRCTを行った。根管治療回数は3回。

予後および考察

予後	半年後にCBCTを撮影した結果、根尖部の透過像はかなり縮小し、骨の再生が認められた。
考察	典型的な根尖病変は、根尖周囲に球形にレントゲン透過像を生じる場合が多い。本症例のようなケースでは、根管治療のみで治癒するかどうかは術前には予想がしにくい。症状が歯根破折などに起因することも考えられるからだ。よって、抜歯等もありえることを事前に伝えてから治療を行う必要があることを示唆する症例である。

治療 Data

部位 ► 下顎右側第二小臼歯、下顎右側第一大臼歯
術前CT ► 2013/06/10　根治開始日 ► 2013/06/25　根充日 ► 2013/07/01
根治回数 ► 3回　術後CT ► 2016/03/03　経過日数 ► 2年8か月

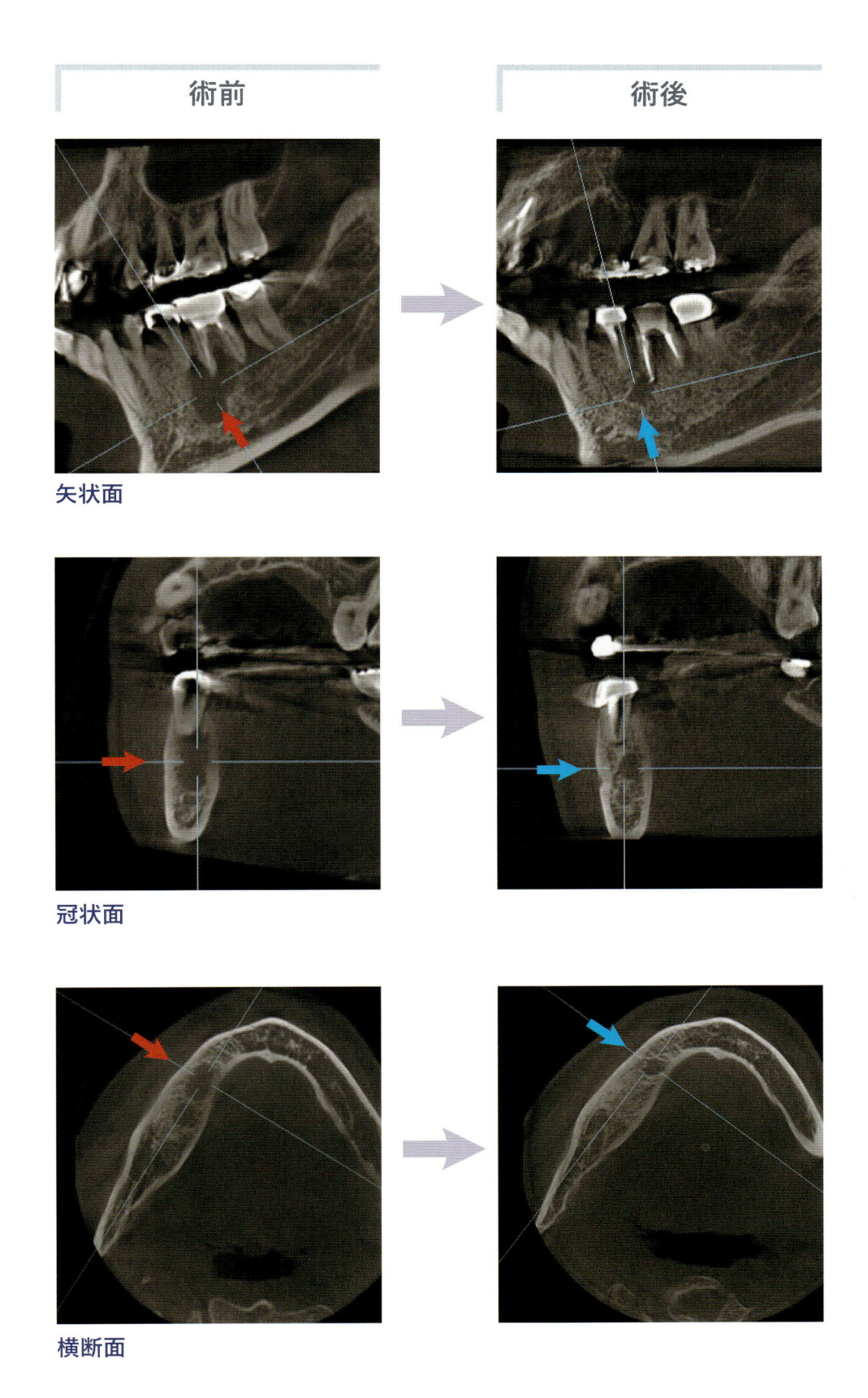

矢状面

冠状面

横断面

既往歴・症状

患者	50 代女性
主訴	左の奥歯で咬むと痛い。
歯科既往歴	数年前に左下にクラウンを被せる治療を受けた。
所見	左側第二大臼歯は、パントモでは根尖病変はまったく認められなかったが、遠心に 10mm のポケットを認めたため、CBCT による撮影。その結果、遠心部にレントゲン透過性の高い部分が存在し、コールドテストで失活歯であることが確認された。

診断・治療

臨床診断	下顎左側第二大臼歯：慢性根尖性歯周炎、または歯周炎
治療	下顎左側第二大臼歯の K.SRCT を行った。来院回数 3 回。

予後および考察

予後	半年後にはレントゲン透過像が消失。ポケットも 3 mm と正常範囲内になった。
考察	下顎大臼歯部で頰舌側の皮質骨が厚い場合、単純なレントゲン撮影ではその部分の写り込みにより、レントゲン透過像として表現されないことがある。このようなケースでは、CBCT による精査が非常に有効であることが確認された症例である。ペリオ病変である可能性もあったが、こうしたケースでは根管治療を優先させるべきであることを示した症例でもある。

治療 Data	部位 ▶ 下顎左側第二大臼歯
	術前 CT ▶ 2014/09/08　根治開始日 ▶ 2014/09/19　根充日 ▶ 2014/09/26
	根治回数 ▶ 2 回　術後 CT ▶ 2016/11/08　経過日数 ▶ 2 年 1 か月

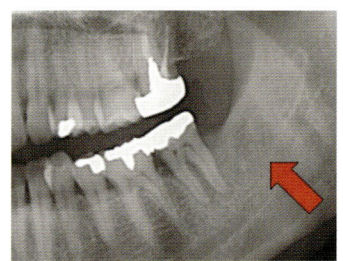

パントモ

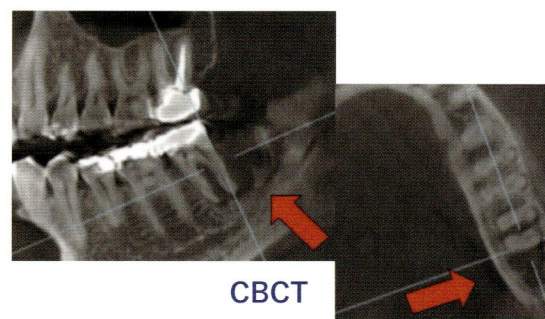

CBCT

術前	術後

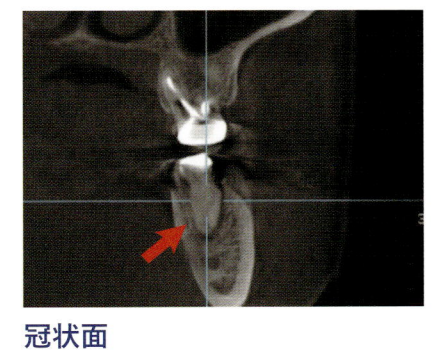 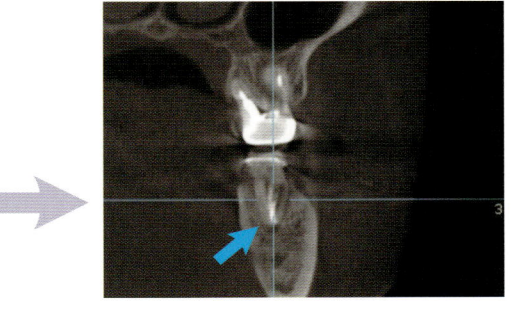

矢状面

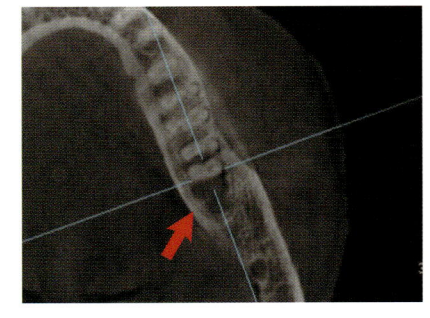 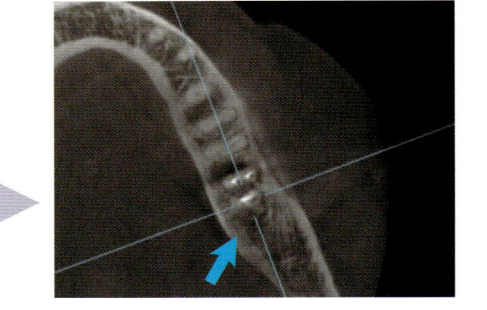

冠状面

横断面

08 典型的な上顎前歯の囊胞と思われる症例

既往歴・症状

患者	30 代男性
主訴	上の前歯に違和感がある。
歯科既往歴	以前、上顎左側側切歯にレジン充塡の治療を受けていた。
所見	同部の根尖に歯冠大のレントゲン透過像を認めた。

診断・治療

臨床診断	上顎左側側切歯：慢性化膿性根尖性歯周炎、および根尖病変
治療	K.SRCT を行った。治療回数 2 回。
	※敬友会：小机歯科医院副院長：堀口敏担当

予後および考察

予後	1 年 3 か月後の CBCT によれば、レントゲン透過像は消失した。
考察	上顎前歯に根尖病変を形成した典型的な症例だが、緊密な根尖封鎖がなされなければ根尖病変が消失するとは限らない。予後不良のケースでは歯根端切除が行われ、歯冠歯根比の悪化を招く。そして根尖病変（歯根囊胞）が大きければ、隣接する中切歯まで歯根端切除をしなければならない場合もある。最悪の場合は、抜歯に至る可能性も否定できない。K.SRCT は、歯髄が壊死し歯根囊胞を形成した本症例に類したケースでも、ほぼ間違いなくレントゲン透過像を改善することができる。

治療 Data

部位 ▶上顎左側側切歯

術前 CT ▶ 2016/04/09　根治開始日 ▶ 2016/05/07　根充日 ▶ 2016/05/08

根治回数 ▶ 1 回　術後 CT ▶ 2017/10/31　経過日数 ▶ 1 年 5 か月

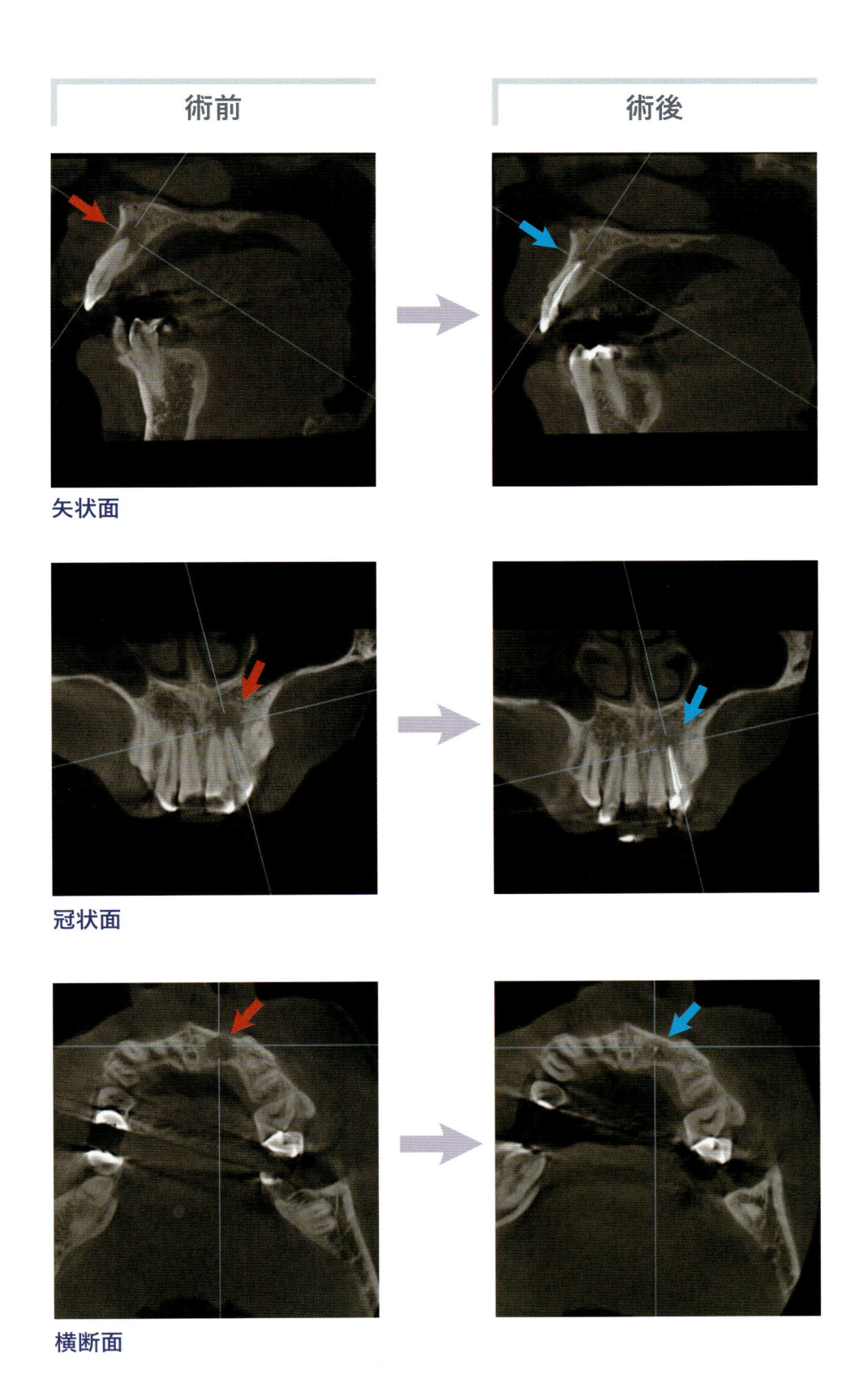

術前	術後

矢状面

冠状面

横断面

既往歴・症状

患者	40 代女性
主訴	笑ったときに鼻の下を触ると違和感がある。
歯科既往歴	上顎右側側切歯の治療の記憶はない。
所見	デンタル X 線や CBCT によって、右上側切歯に円形のレントゲン透過像を認めた。

診断・治療

臨床診断	上顎右側側切歯：慢性化膿性根尖性歯周炎
治療	K.SRCT を行った。治療回数 2 回。

予後および考察

予後	11 か月後の CBCT で、根尖部の透過像に著しい改善が見られた。
考察	根尖孔が頬舌的に湾曲していた場合は、アンダー根充に見えても根尖はしっかりと封鎖されていると考えられる。これを根拠としてアンダー根充を容認する風潮が見られるが、実際にアンダー根充であった場合は、本症例のように根尖病変を形成することが多いと考える。K.SRCT では、抜髄根を根管充塡した場合には多くがパッドを形成する。私はパッド形成を生理学的根尖孔と解剖学的根尖孔付近を緊密に封鎖した証拠と見なす。根尖封鎖の明確な指標である。パッド形成はいわゆるオーバー根充であるが、緊密に根尖が封鎖できれば骨は回復する。すべてのオーバー根充がよいとはいわないが、実質的なアンダー根充は予後不良となるのである。

治療 Data

部位 ▶ 上顎右側側切歯
術前 CT ▶ 2015/12/14　根治開始日 ▶ 2015/12/14　根充日 ▶ 2016/01/12
根治回数 ▶ 2 回　術後 CT ▶ 2016/12/21　経過日数 ▶ 11 か月

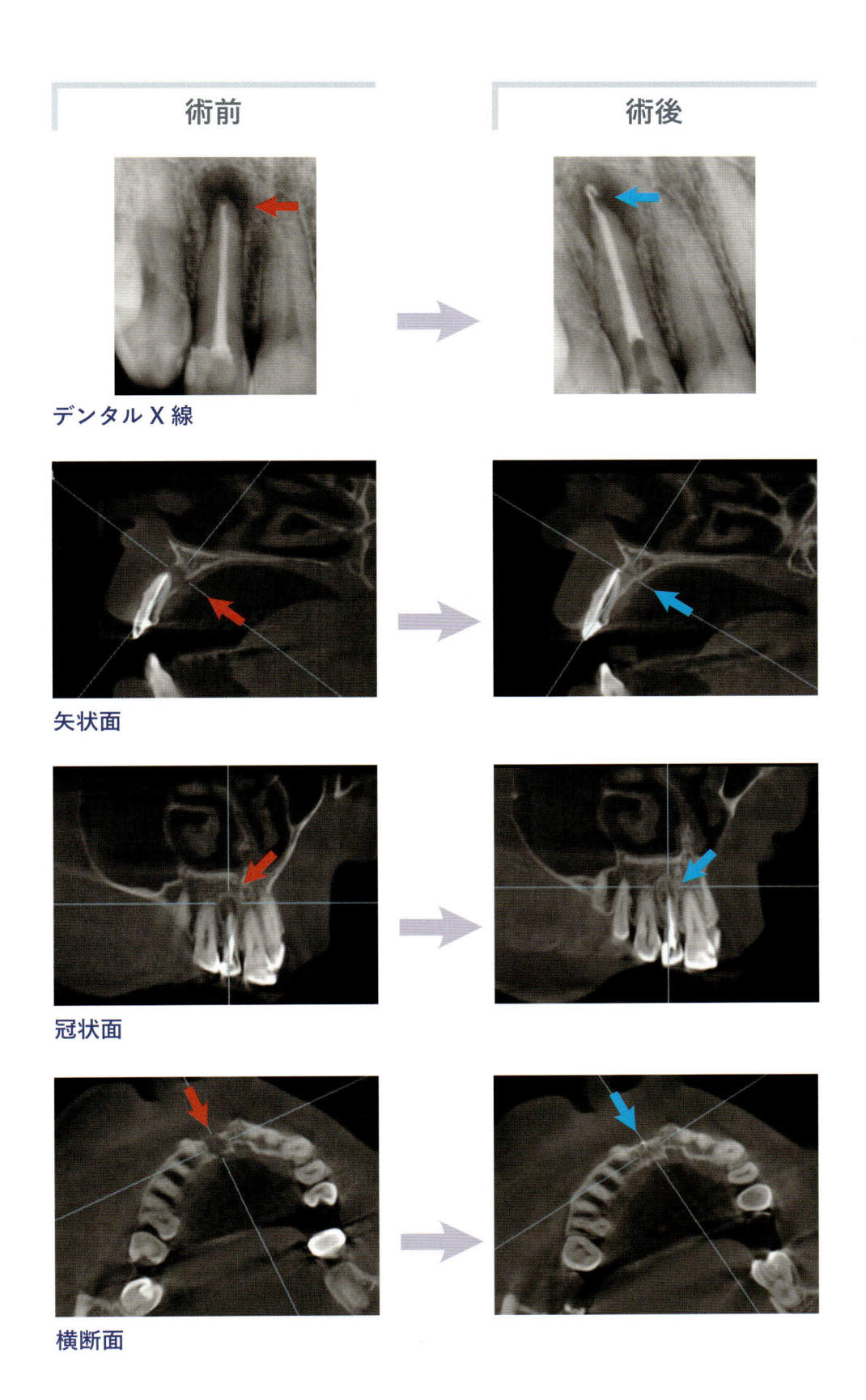

術前　　　　　　　術後

デンタル X 線

矢状面

冠状面

横断面

case 09

既往歴・症状

患者	40代男性
主訴	下の前歯が痛い
歯科既往歴	他医院にて、10年以上前にレジン充填を受けた。
所見	CBCTによると、下顎左側側切歯の根尖部に透過像が見られた。

診断・治療

臨床診断	下顎左側側切歯：急性化膿性根尖性歯周炎
治療	K.SRCT 根管治療を行った。

予後および考察

予後	1年3か月後のCBCTで、根尖部の透過像に著しい改善が見られた。
考察	下顎前歯は齲蝕を生じることが少ないため、根管治療を行うことはそれほど多くない。しかし行うとなると、意外と舌側面からのアプローチでは見にくいことがあるうえ、もともと細い根管がさらに狭窄している場合もあり、上顎前歯よりもはるかに治療がしづらい。また、根管治療の不備によって抜歯に至れば、骨幅の問題や舌下動脈の存在のためにインプラント施術も厳しい部位だ。よって、根管治療の成否は、治療後の患者さんの生活の質を大きく左右する。本症例では根尖病変の消失が見られ、満足のいく結果が得られた。

治療 Data

部位 ▶ 下顎左側側切歯
術前 CT ▶ 2013/06/10　根治開始日 ▶ 2013/07/31　根充日 ▶ 2013/08/23
根治回数 ▶ 3回　術後 CT ▶ 2014/11/27　経過日数 ▶ 1年3か月

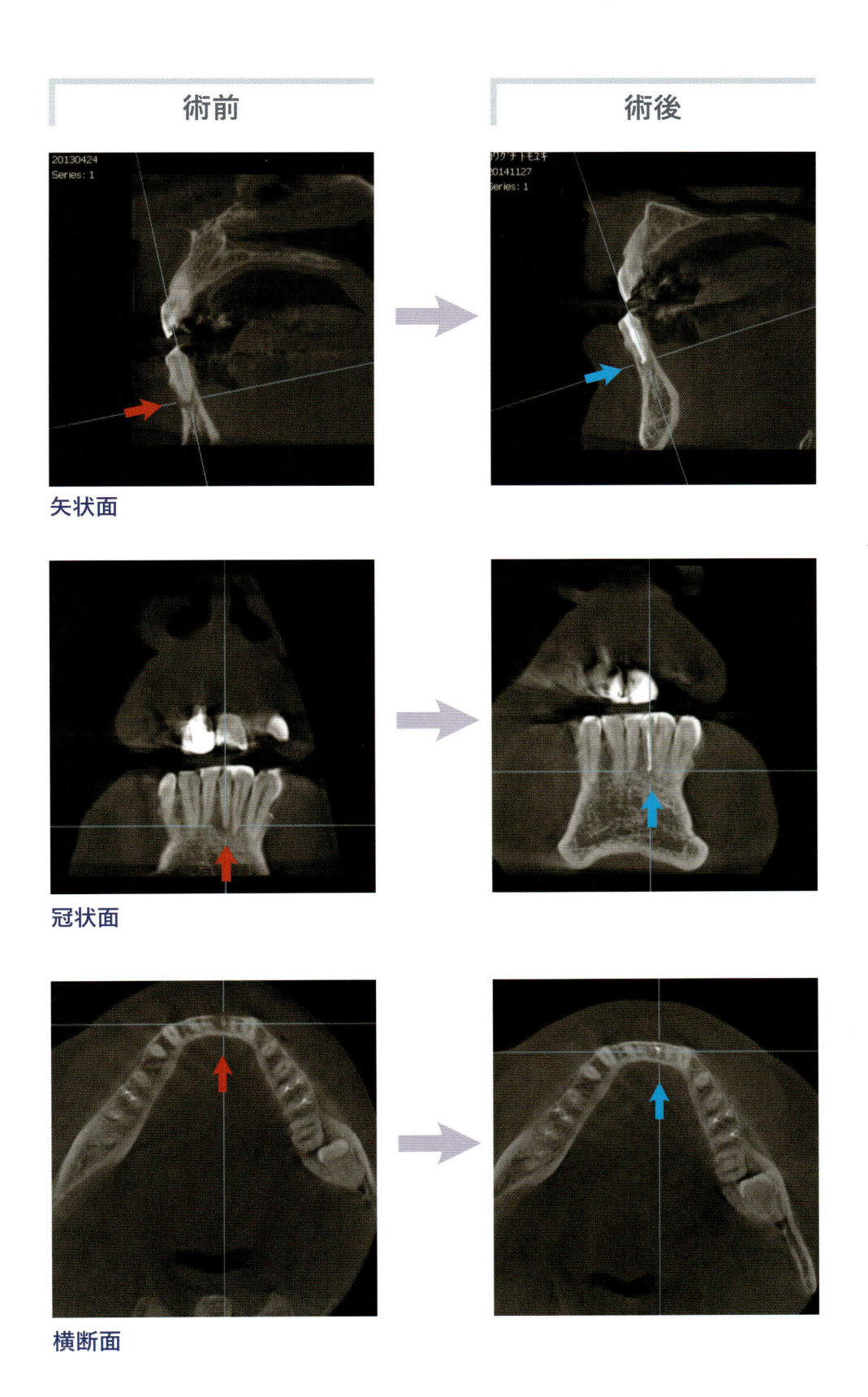

術前

術後

矢状面

冠状面

横断面

case 10

既往歴・症状

患者	30代女性
主訴	右上でものが咬めない。
歯科既往歴	数年前に修復治療を受けた。
所見	CBCTによると、上顎右側第二小臼歯の根尖にレントゲン透過像を認めた。

診断・治療

臨床診断	上顎右側第二小臼歯：慢性壊疽性根尖性歯周炎
治療	K.SRCTを行った。来院回数は3回。その後、二硅酸リチウム（イーマックス）冠にて補綴を行った。

予後および考察

予後	他部位の治療のために3か月後に撮影したCBCTによると、根尖部の透過像はかなり縮小していた。
考察	本症例のように、深在性の齲蝕を治療したあと無症状のうちに歯髄が感染し歯髄壊死に陥った歯は、当然ながら、根管内にほかの歯科医師の手が入っていない。根尖病変が存在しても、不適切な根管治療によって根尖孔付近の破壊や根管側壁が過剰切削を受けていなければ、根尖病変は容易に縮小できるし、予後も非常によい。

治療 Data　部位 ▶ 上顎右側第二小臼歯
術前CT ▶ 2016/05/17　根治開始日 ▶ 2016/05/27　根充日 ▶ 2016/06/14
根治回数 ▶ 3回　術後CT ▶ 2016/10/04　経過日数 ▶ 3か月半

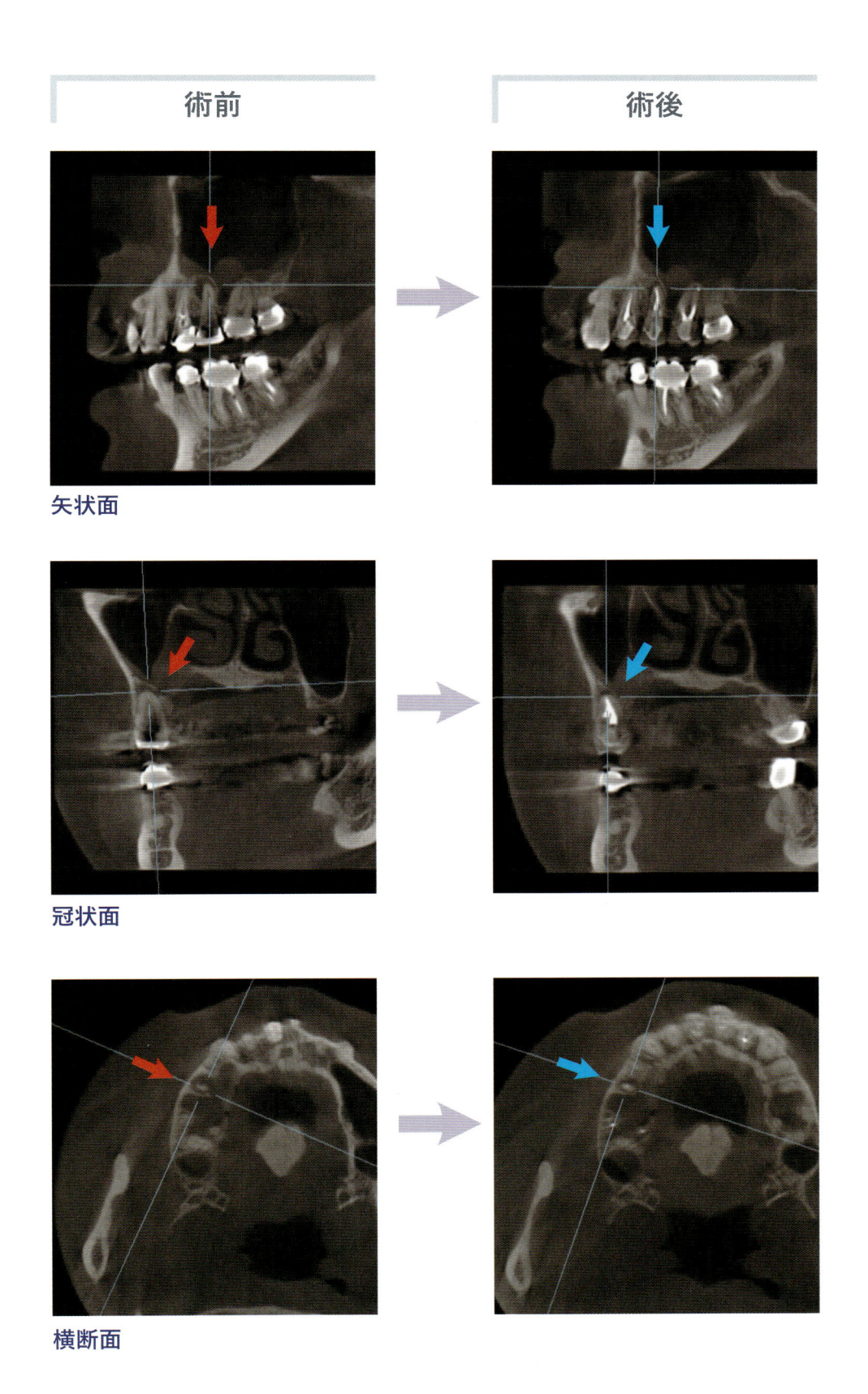

術前 術後

矢状面

冠状面

横断面

case 11

既往歴・症状

患者	50代女性
主訴	左上の奥歯が痛い。
歯科既往歴	根管治療を受けているが、治療時期は不明。
所見	CBCTによると、左上第一大臼歯はすべての根尖部に透過像が認められた。

診断・治療

臨床診断	上顎左側第一大臼歯：急性化膿性根尖性歯周炎
治療	K.SRCT を行った。

予後および考察

予後	根管充填後1年7か月後のCBCTでは、すべての根尖部において根尖病変の消失が見られた。
考察	他院からの転院による再根管治療の際、上顎第一大臼歯の根管治療のレントゲン画像を見ると、大きな口蓋根には充填材が認められるものの、それ以外の頬側根は空洞のまま充填されず放置されていることがある。根管に大きな空隙が残った歯牙では、体調が悪いときには咬合痛が生じる一方、体調のよいときは免疫システムにより細菌の貪食がなされるため無症状であることも多い。とはいえ、このような治療が許しがたいことはいうまでもない。こうした不適切治療は、日本の健康保険における根管治療の診療報酬が異常なまでに低いことに起因するのだろうか。

治療 Data

部位 ▶ 上顎左側第一大臼歯		
術前 CT ▶ 2010/06/21	**根治開始日** ▶ 2010/06/28	**根充日** ▶ 2010/07/27
根治回数 ▶ 5 回	**術後 CT** ▶ 2012/02/20	**経過日数** ▶ 1 年 7 か月

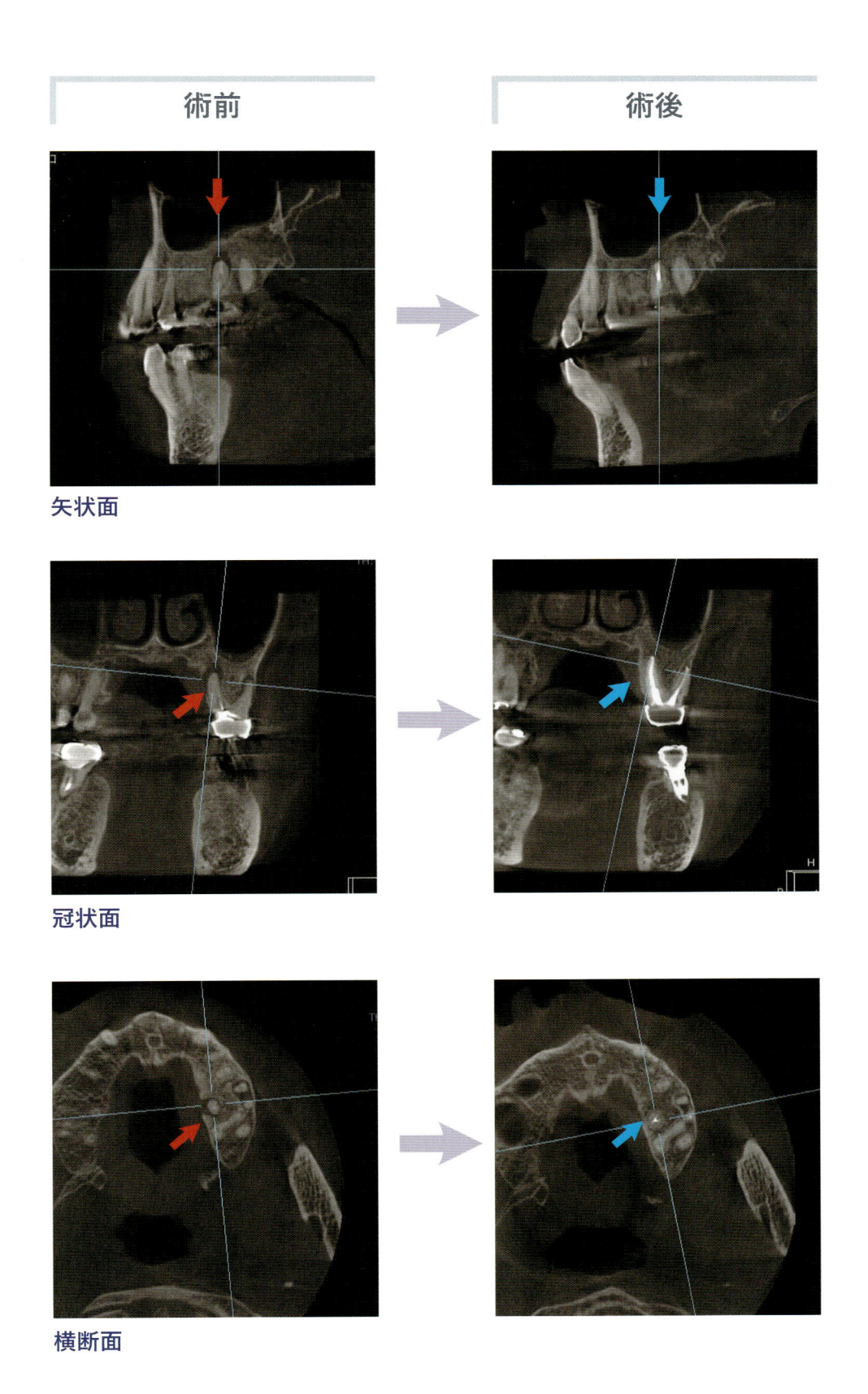

術前 → 術後

矢状面

冠状面

横断面

13 上顎洞粘膜の改善症例 1

既往歴・症状

患者	50 代女性
主訴	左上の頬のあたりが痛い。
歯科既往歴	左上第一大臼歯の治療記憶はない。
所見	上顎左側第一大臼歯には軽度の打診痛があり、生活反応はなかった。CBCT によると、上顎左側第一大臼歯相当部の上顎洞粘膜は肥厚をきたしていた。また、近心頬側根は根尖 3 分の 1 が、切断されたように吸収されていた。

診断・治療

臨床診断	上顎左側第一大臼歯：急性化膿性根尖性歯周炎および歯性上顎洞炎
治療	K.SRCT を行った。来院回数 4 回。

予後および考察

予後	根管充填半年後の CBCT によれば、上顎洞粘膜の肥厚部位は狭まっていた。
考察	上顎洞粘膜の肥厚が改善した例はほかにも示したが（症例 14・15）、本症例は人為的に根が破壊されたわけではなく、病状の進行によって根が吸収されていた点で異なる。当然、根尖孔は相当に広がった状態だと推察され、このようなケースでは根尖部付近に圧力がかかりにくいため、根尖部付近を緊密に封鎖できているか不安要素があった。しかし、予後は満足のいくものだった。K.SRCT の根尖の封鎖性の高さを立証する症例といえる。

治療 Data

部位 ▶上顎左側第一大臼歯
術前 CT ▶ 2015/11/19　根治開始日 ▶ 2015/11/20　根充日 ▶ 2015/12/03
根治回数 ▶ 3 回　術後 CT ▶ 2017/04/25　経過日数 ▶ 1 年 4 か月

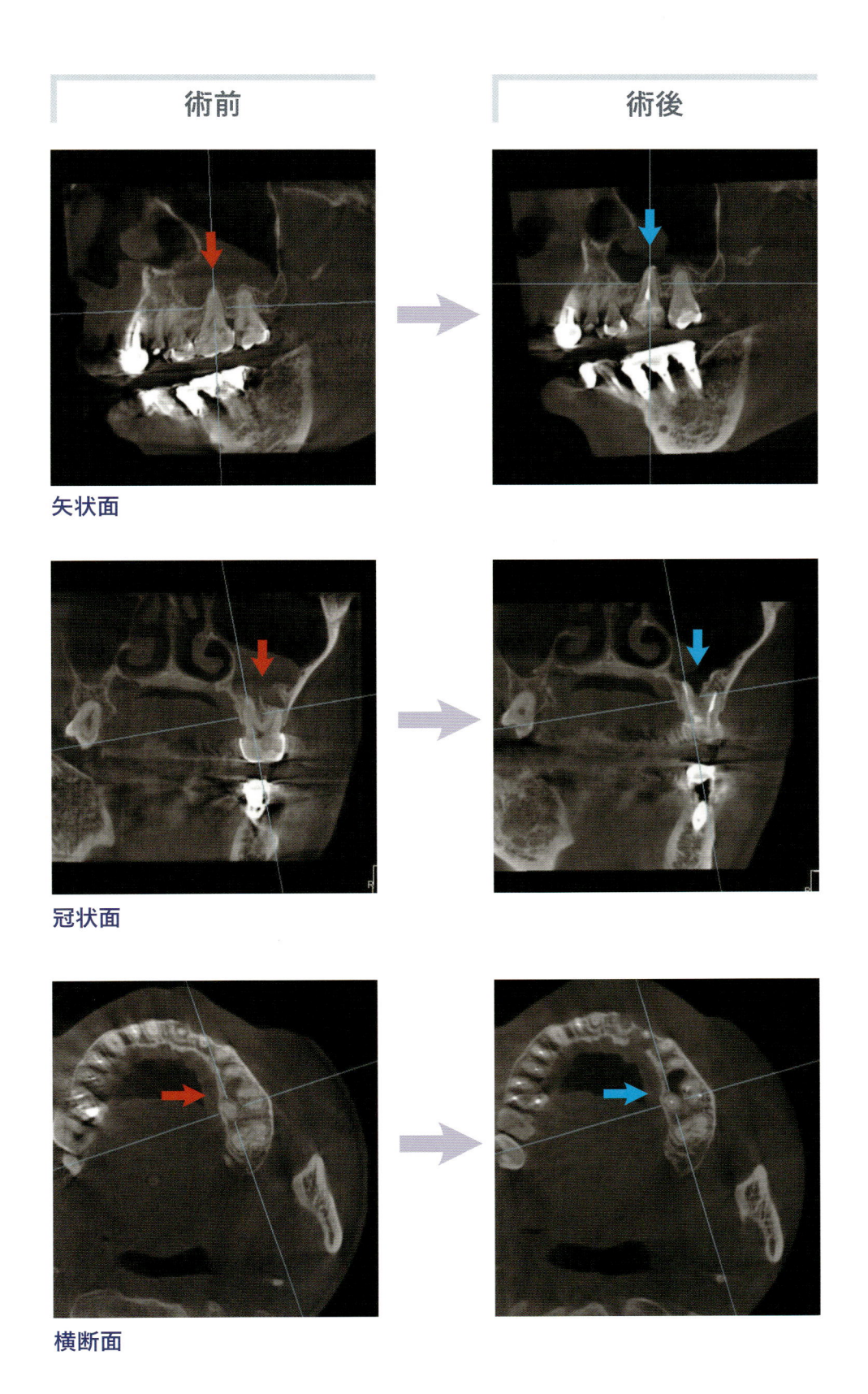

術前　術後

矢状面

冠状面

横断面

case 13

既往歴・症状

患者	50 代女性
主訴	左上の奥歯で咬むとたまに痛い。
歯科既往歴	歯科治療は子どもの頃から受けていたが、最近は通院していない。
所見	根管処置がなされている歯が多数認められたが、根充材が根尖まで充填されているものはほぼなく、ほとんどの根に根尖病変を認めた。CBCT によると、上顎左側第一大臼歯においては根充材はわずかで、上顎洞底の骨は認められず、上顎洞粘膜（シュナイダー膜）は肥厚していた。

診断・治療

臨床診断	上顎左側第一大臼歯：慢性化膿性根尖性歯周炎
治療	K.SRCT を行った。2 回通院。

予後および考察

予後	根管充填 6 か月後の CBCT では、頬側根の根尖部にあたる上顎洞底の骨が認められようになり、上顎洞粘膜の肥厚は解消された。
考察	CBCT の場合、医科用の CT とは異なり、硬組織を強調する設定がなされている。軟組織向きではないわけだが、それでも上顎洞粘膜の肥厚が確認できるということは相当な病変と思って差し支えない。私の経験では、インプラントにおけるサイナスリフトに際して、術前の CBCT で肥厚は軽微と判断したものの、実際には上顎洞粘膜より排膿をきたしていたケースがあった。根管治療の不備による上顎洞炎を有する症例では、CBCT で確認できるようなら上顎洞内では相当な変化があると推測すべきだ。本症例のような上顎洞粘膜の改善症例では、根管充填を終了した直後から、「長年の不快症状が取れた」と、患者さんにいわれることが多い。

治療 Data	部位 ►上顎左側第一大臼歯 術前 CT ► 2012/03/16　根治開始日 ► 2014/11/08　根充日 ► 2014/11/14 根治回数 ► 2 回　術後 CT ► 2015/05/01　経過日数 ► 6 か月

術前	術後

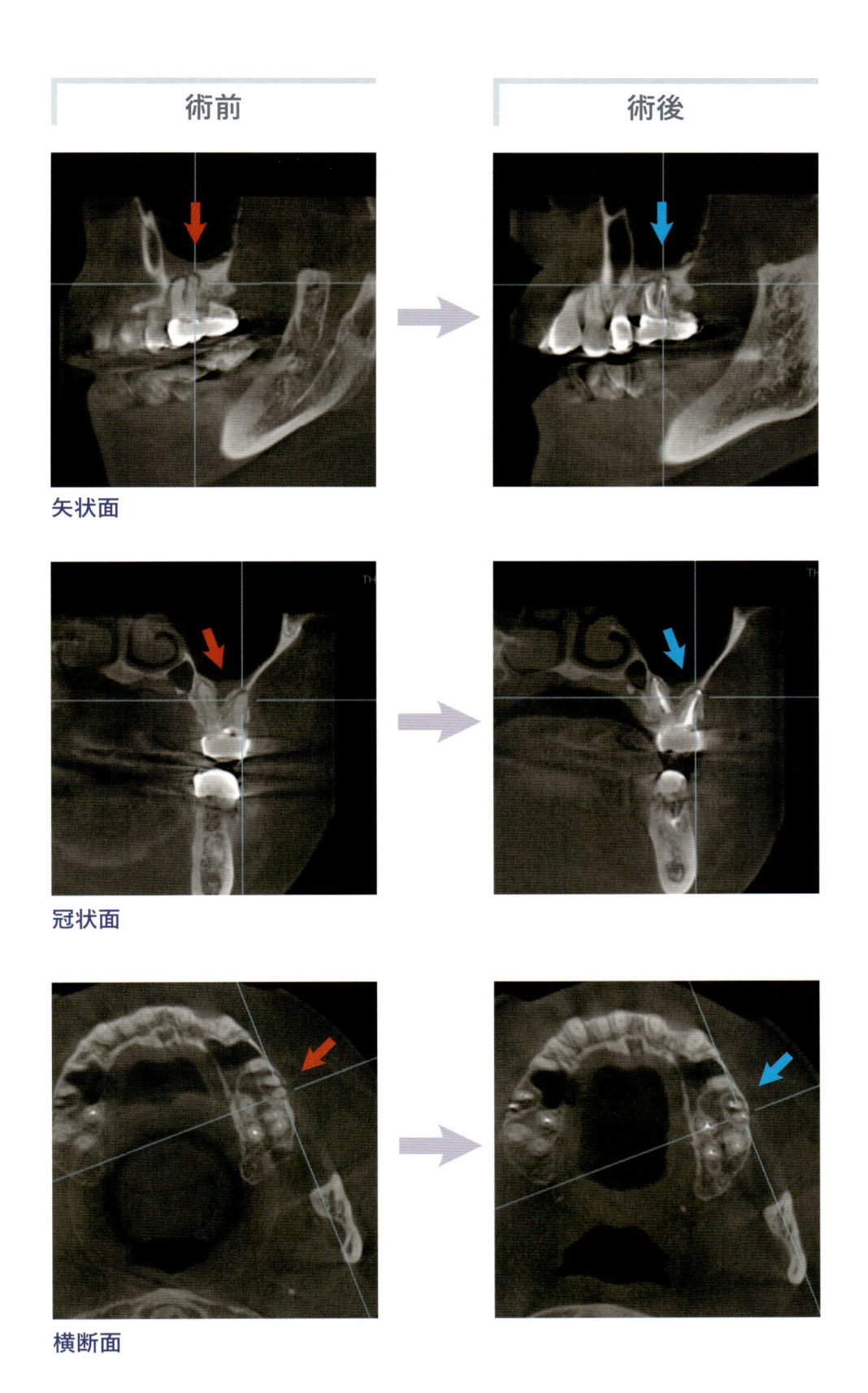

矢状面

冠状面

横断面

case 14

既往歴・症状

患者	30 代女性
主訴	右上で咬むと痛い。
歯科既往歴	3 年ほど前に深在性齲蝕の治療を受け、クラウンで補綴。
所見	CBCT によると、上顎右側第一大臼歯周囲の上顎洞粘膜の肥厚が見られた。

診断・治療

臨床診断	上顎右側第一大臼歯：急性化膿性根尖性歯周炎
治療	K.SRCT を行った。3 回来院。

予後および考察

予後	症状はまったくなくなり、治療 3 か月後の CBCT によると、上顎洞粘膜の肥厚も解消された。
考察	上顎洞の粘膜の肥厚は、インプラントを日常的に行っている私のような臨床家にとって、注視しなければならない病態である。肥厚をきたしているケースでサイナスリフトを行った場合、排膿などの偶発状況に接することが多いからだ。また、そのような状態を回避するためにマクロライド系の抗生物質の長期投与を行っても、肥厚は改善しないことが多い。歯性上顎洞炎は根管治療によって改善できるが、パントモでは周囲組織が写り込むため、症状の改善を確認できないことを追記しておきたい。

治療 Data

部位 ▶上顎右側第一大臼歯
術前 CT ▶ 2016/09/16　根治開始日 ▶ 2016/09/17　根充日 ▶ 2016/09/27
根治回数 ▶ 3 回　術後 CT ▶ 2017/01/14　経過日数 ▶ 3 か月

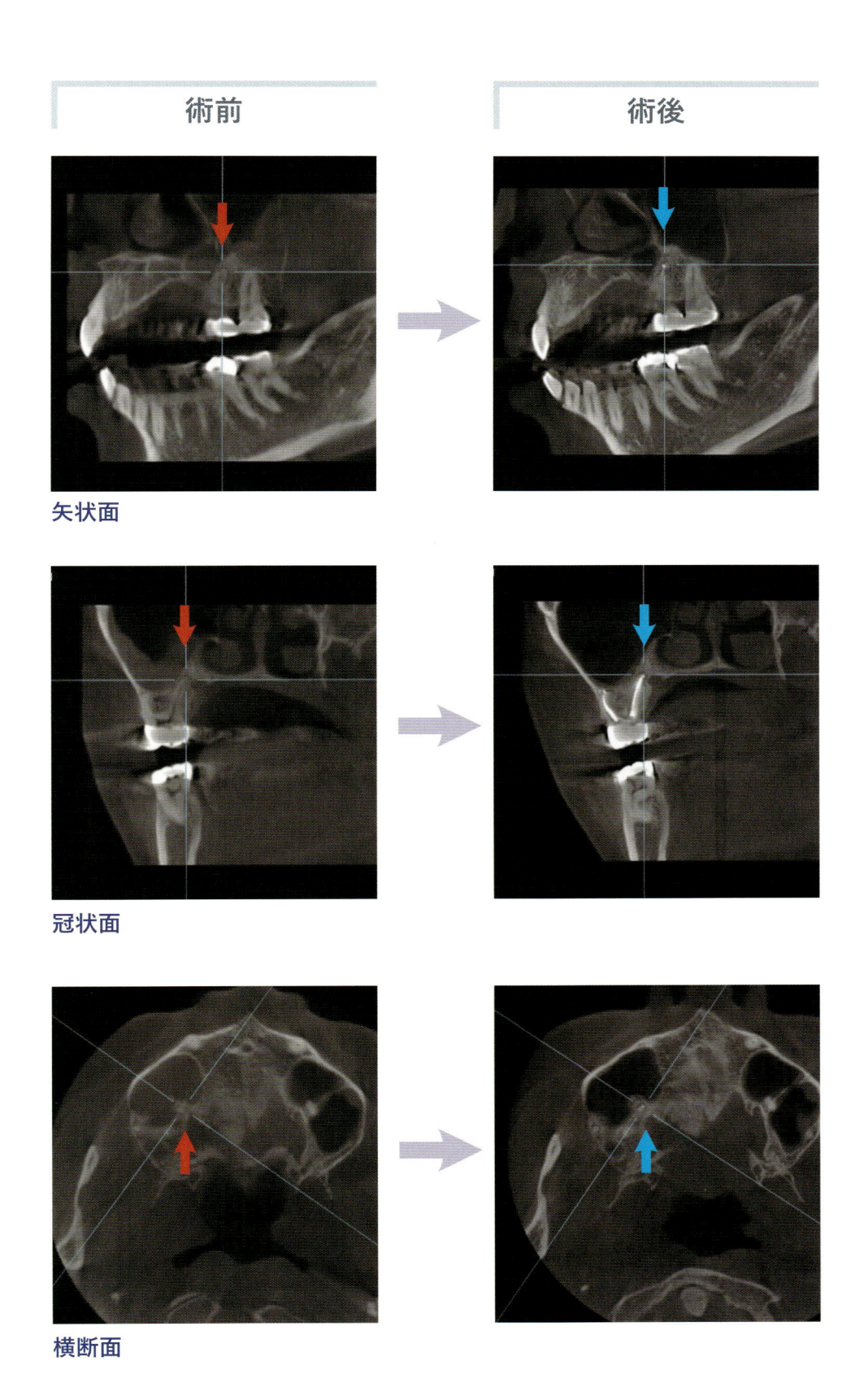

術前 　術後

矢状面

冠状面

横断面

case 15

16 樋状根に穿孔を認めた症例

既往歴・症状

患者	40代女性
主訴	左下の咬合痛。
歯科既往歴	他医院で1年前に下顎左側第二大臼歯の根管治療を開始。週に1度通院するも、一向に終わりが見えず、咬めない状態が続いている。
所見	CBCTによると、下顎左側第二大臼歯は樋状根の形態を示し、根尖部には病変が確認された。

診断・治療

臨床診断	下顎左側第二大臼歯：慢性化膿性根尖性歯周炎
治療	マイクロスコープにより根管内を観察すると、樋状根の根管口部にパーフォレーション（穿孔）が認められたため、まずK.SRCTを行い、その後にプロールートMTAにて穿孔部を閉鎖した。根管治療回数2回。

予後および考察

予後	現在、咬合痛もなく予後良好。
考察	日本人における下顎第二大臼歯の樋状根は39.9%と報告されている（60ページ参照）。本症例では、前医がこの事実を無視した（または知悉していなかった）結果、穿孔を起こしたと思われる。マイクロスコープを使用していれば、穿孔部は容易に発見できただろうし、1年間も無駄な通院をさせずに済んだはずだ。なお、この患者さんはブレーキーフェイシャルな顔立ち（短顔型）であり、咬合力が非常に強いと思われる。穿孔部をMTAで閉鎖したが、修復強度には限界があるため（66ページ参照）、今後も予後観察が必須と考える。

治療 Data	部位 ▶下顎左側第二大臼歯
	術前CT ▶ 2016/05/20　根治開始日 ▶ 2016/05/20　根充日 ▶ 2016/06/23
	根治回数 ▶ 2回　術後CT ▶ 2017/08/18　経過日数 ▶ 1年2か月

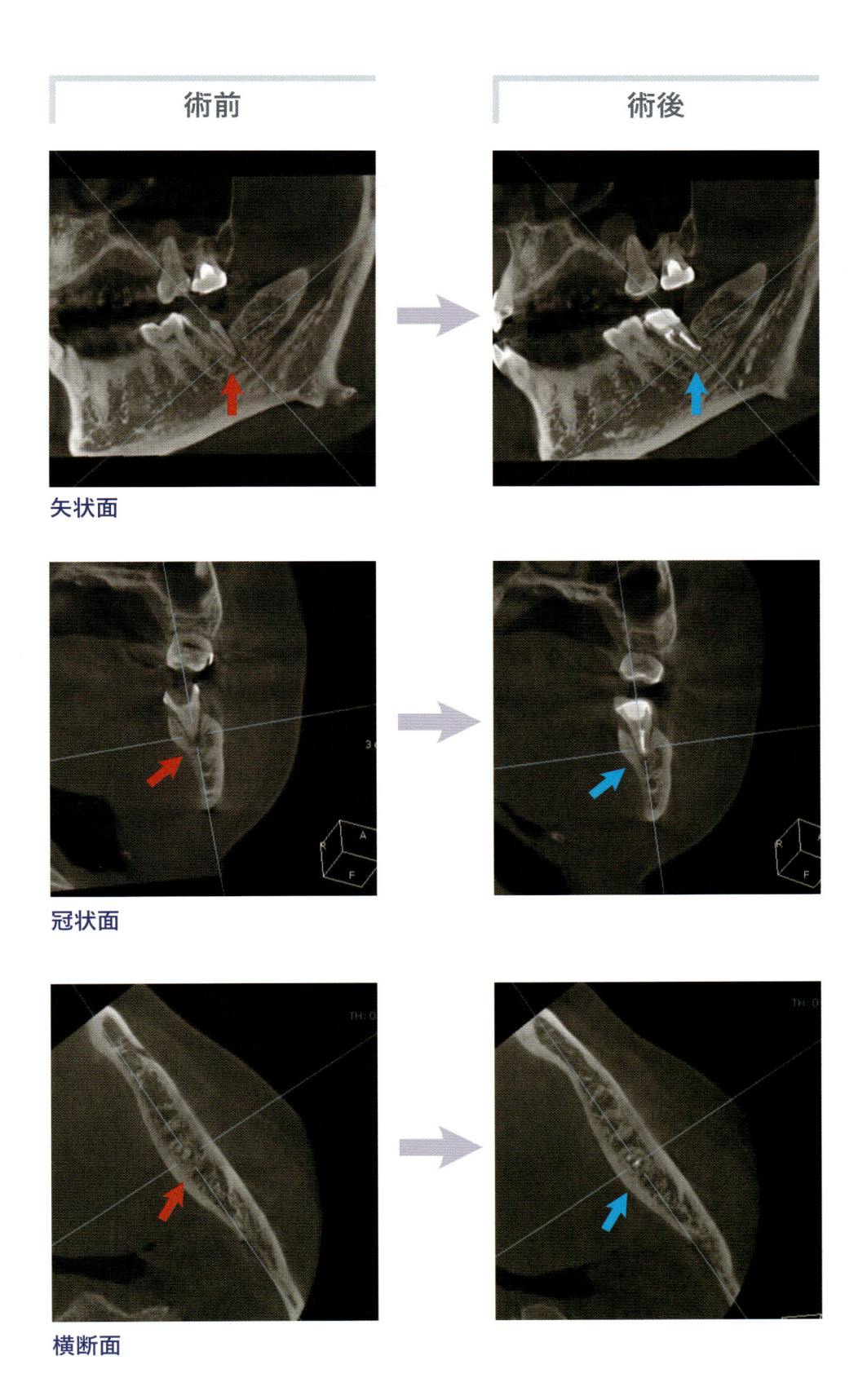

術前　術後

矢状面

冠状面

横断面

case 16

既往歴・症状

患者	50 代男性
主訴	右下の奥歯に違和感がある。
歯科既往歴	以前に下顎右側第二大臼歯の治療を受けたが時期は不明。
所見	CBCT によると、下顎右側第二大臼歯に根尖病変を生じており、根管内には明確な根管治療の痕跡はなかった。

診断・治療

臨床診断	下顎右側第二大臼歯：急性化膿性根尖性歯周炎
治療	K.SRCT を行った。治療回数 5 回。

予後および考察

予後	根管充填 3 年後に撮影した CBCT によると、根尖部の透過像は消失していた。
考察	日本人における下顎第二大臼歯の樋状根（C shape）の出現率は 4 割弱にものぼる（60 ページ参照）。樋状根といっても、樋状のまま根尖部まで移行しているわけではない。多くの樋状根において、樋状なのは根管口付近であり、根尖部に至るまでに円錐状に収束している。ただし、その収束の形態には個体差があり、本症例では根尖部付近で収束していたために根尖を探索するのに時間を要した。このような樋状根に対しては十分な時間を取って治療にあたるべきである。

治療 Data

部位 ▶下顎右側第二大臼歯
術前 CT ▶ 2013/10/18　根治開始日 ▶ 2014/02/24　根充日 ▶ 2014/04/15
根治回数 ▶ 5 回　術後 CT ▶ 2017/06/08　経過日数 ▶ 3 年 2 か月

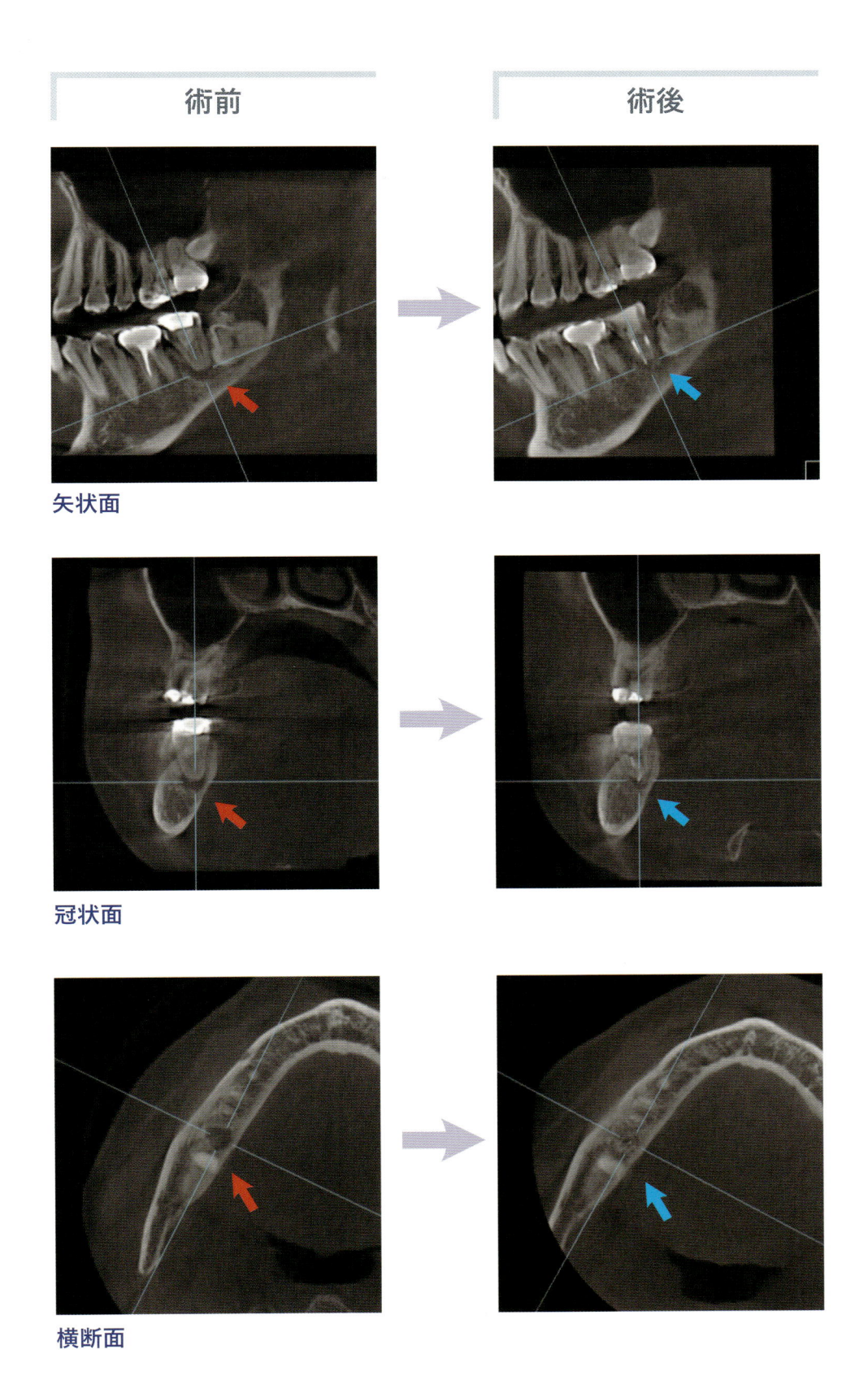

術前 術後

矢状面

冠状面

横断面

18 頰側から舌側にかけて骨が再生

既往歴・症状

患者	10 代女性
主訴	他医院で左下第一大臼歯の治療を受けていたが、なかなか終わらないため転院を希望。
歯科既往歴	数か月前から同部の根管治療を受けていた。
所見	CBCT によると根分岐部が頰側から舌側に貫通するかたちで、レントゲン透過像が認められた。

診断・治療

臨床診断	下顎左側第一大臼歯：歯根破折または慢性化膿性根尖性歯周炎
治療	K.SRCT を行った。根管治療回数 1 回。

予後および考察

予後	10 か月後の CBCT によると、根分岐部のレントゲン透過像は消失し、骨再生と思われたが、その後、来院せず半年後に来院したときには、歯根が破折していたため、保存不可能と診断。
考察	結果的には抜歯となり、インプラントの予定となったが、骨が喪失している状態でインプラントを行うのと、骨が存在している状態でインプラントを行うのでは大きな違いがある。骨が喪失している状態では、自家骨を用いてインプラントを行う場合は骨の供給側に大きな侵襲を与え、他家骨や異種骨を用いる場合の多くは自分の骨に転換するとはいえ残置物も生じる。抜歯とはなったが、造骨した場合の永続的な安定性を考慮すると、K.SRCT により骨再生がなされた意義は大きいと考える。

治療 Data

部位 ▶下顎左側第一大臼歯
術前 CT ▶ 2016/02/03　根治開始日 ▶ 2016/02/12　根充日 ▶ 2016/02/13
根治回数 ▶ 1 回　術後 CT ▶ 2016/12/27　経過日数 ▶ 10 か月

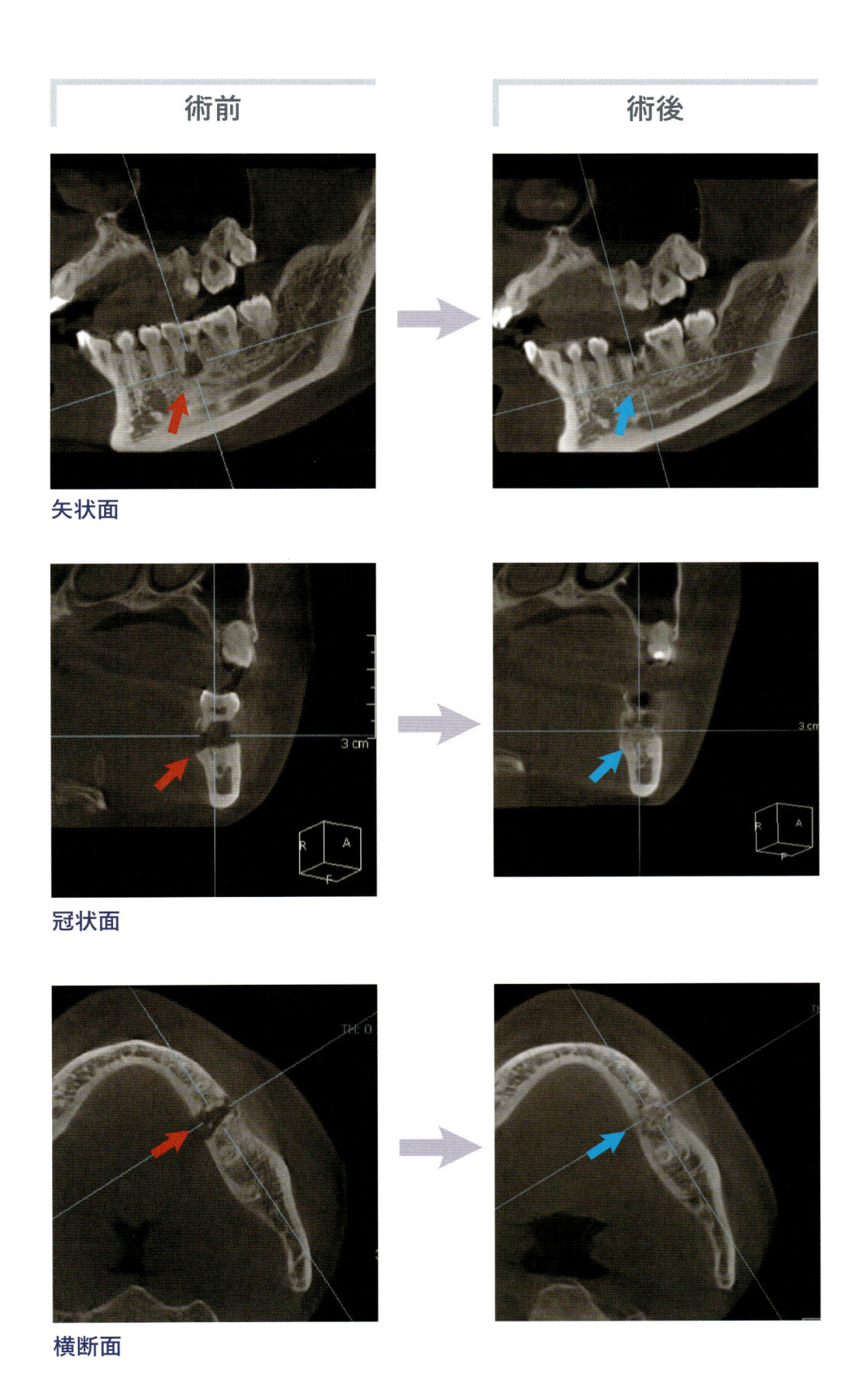

術前 術後

矢状面

冠状面

横断面

既往歴・症状

患者	20 代女性
主訴	左下の奥歯で咬むと痛い。
歯科既往歴	数年前、齲蝕のためにインレーによる修復治療を受けた。
所見	CBCT によると下顎左側第二大臼歯の根尖部から槽間中隔にかけてレントゲン透過像を認めた。

診断・治療

臨床診断	下顎左側第二大臼歯：急性化膿性根尖性歯周炎または歯根破折
治療	K.SRCT を行った。治療回数 2 回。

予後および考察

予後	約 8 か月後の CBCT によると、レントゲン透過像は消失し、槽間中隔部の骨も改善したことがうかがえた。
考察	根尖部の透過像に対しては K.SRCT により改善が見込める一方、槽間中隔部は歯根破折も考えられるために必ずしも改善が見込めるわけではない。そのことをあらかじめ患者さんに説明をしたうえで治療を行った症例である。幸い 4 年が経過した現在でもまったく問題は生じていない。なお、本症例の CBCT 画像では、アーチファクト（56 ページ参照）により充塡したガッタパーチャが 2 倍程度に膨張して見えている。決して根管内を削りすぎているわけではないことを申し添えておきたい。

治療 Data

部位 ▶下顎左側第二大臼歯
術前 CT ▶ 2013/12/14　**根治開始日** ▶ 2013/12/21　**根充日** ▶ 2014/01/18
根治回数 ▶ 2 回　**術後 CT** ▶ 2014/10/04　**経過日数** ▶ 8 か月

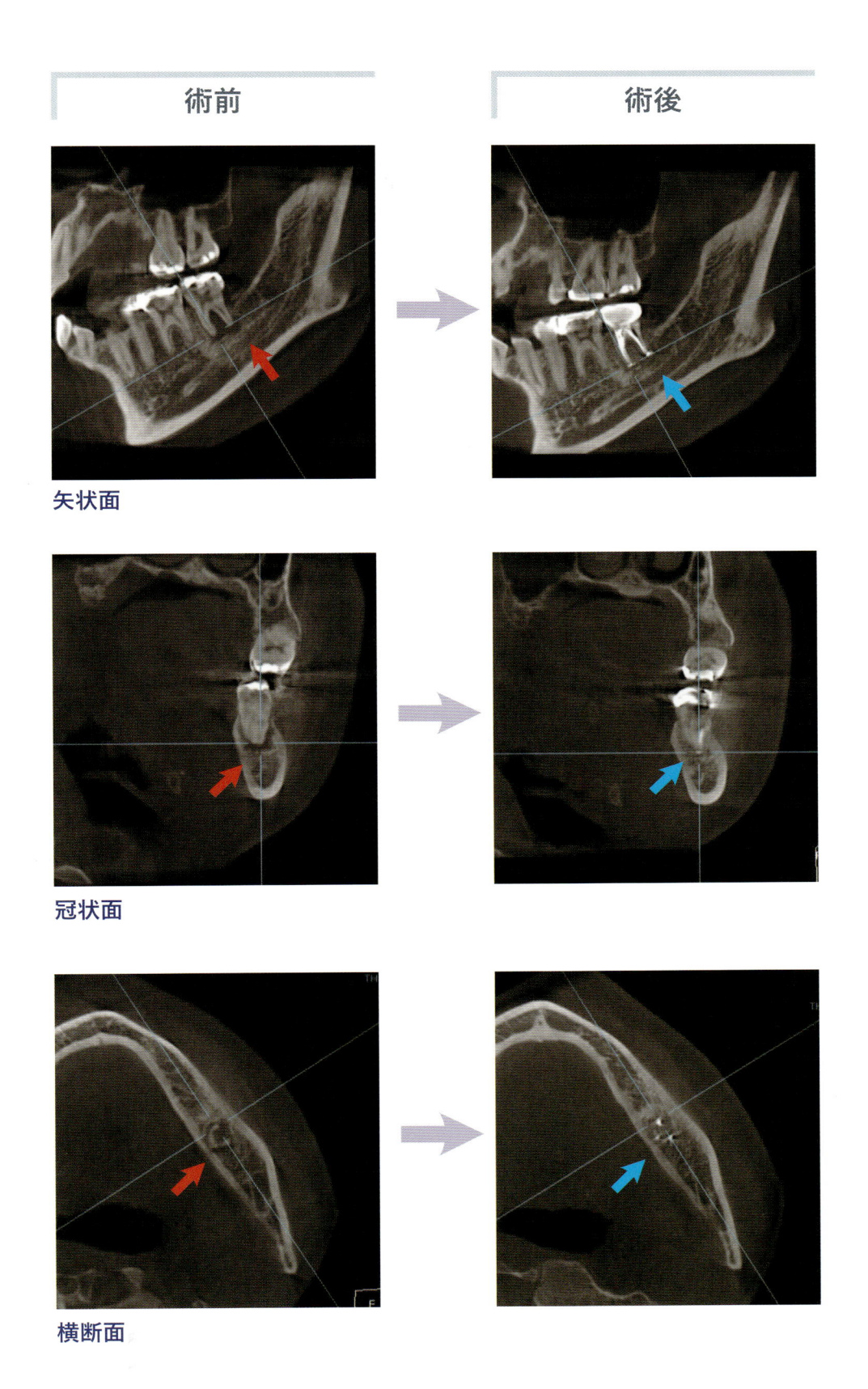

術前

術後

矢状面

冠状面

横断面

20 根尖孔が過剰拡大されていた症例

既往歴・症状

患者	20 代男性
主訴	左上の奥歯で咬むと痛い。
歯科既往歴	不明
所見	上顎左側第一大臼歯は打診痛が著しく、CBCT において近心頬側根の根尖部に円形の透過像が認められた。また、デンタル X 線によると根尖孔が過剰拡大されていることが予想された。

診断・治療

臨床診断	上顎左側第一大臼歯：急性化膿性根尖性歯周炎。
治療	K.SRCT を行った。治療回数 2 回。 ※敬友会：小机歯科医院副院長：堀口敏担当

予後および考察

予後	5 か月後の CBCT によると根尖部の透過像は消失していた。
考察	感染根管再処置の場合、前医の処置が不明であることが多く、穿孔をセメントで塞いであるような症例に遭遇することがある。パンドラの箱を開けるようなものだ。よって、感染根管再処置に関しては、結果が出ない場合も多いことを説明しておく必要がある。 本症例ではデンタル X 線の読影で根尖部が過剰拡大されていることが予想されたため、予後の見通しは立たなかったものの、多くの症例では根尖部が過剰拡大されている場合でも、K.SRCT の予後はよい。あらかじめ軟化したガッタパーチャを根管内に充塡するため、根尖の封鎖ができるのだと考える。ただし、根尖が過剰拡大されているケースでは、プラガーで押す圧力の調整が必要になる（103 ページ参照）。この加減は多少の経験が必要だ。

治療 Data ▶
部位 ▶上顎左側第一大臼歯
術前 CT ▶ 2017/07/07　根治開始日 ▶ 2017/07/08　根充日 ▶ 2017/07/13
根治回数 ▶ 2 回　術後 CT ▶ 2017/12/29　経過日数 ▶ 5 か月

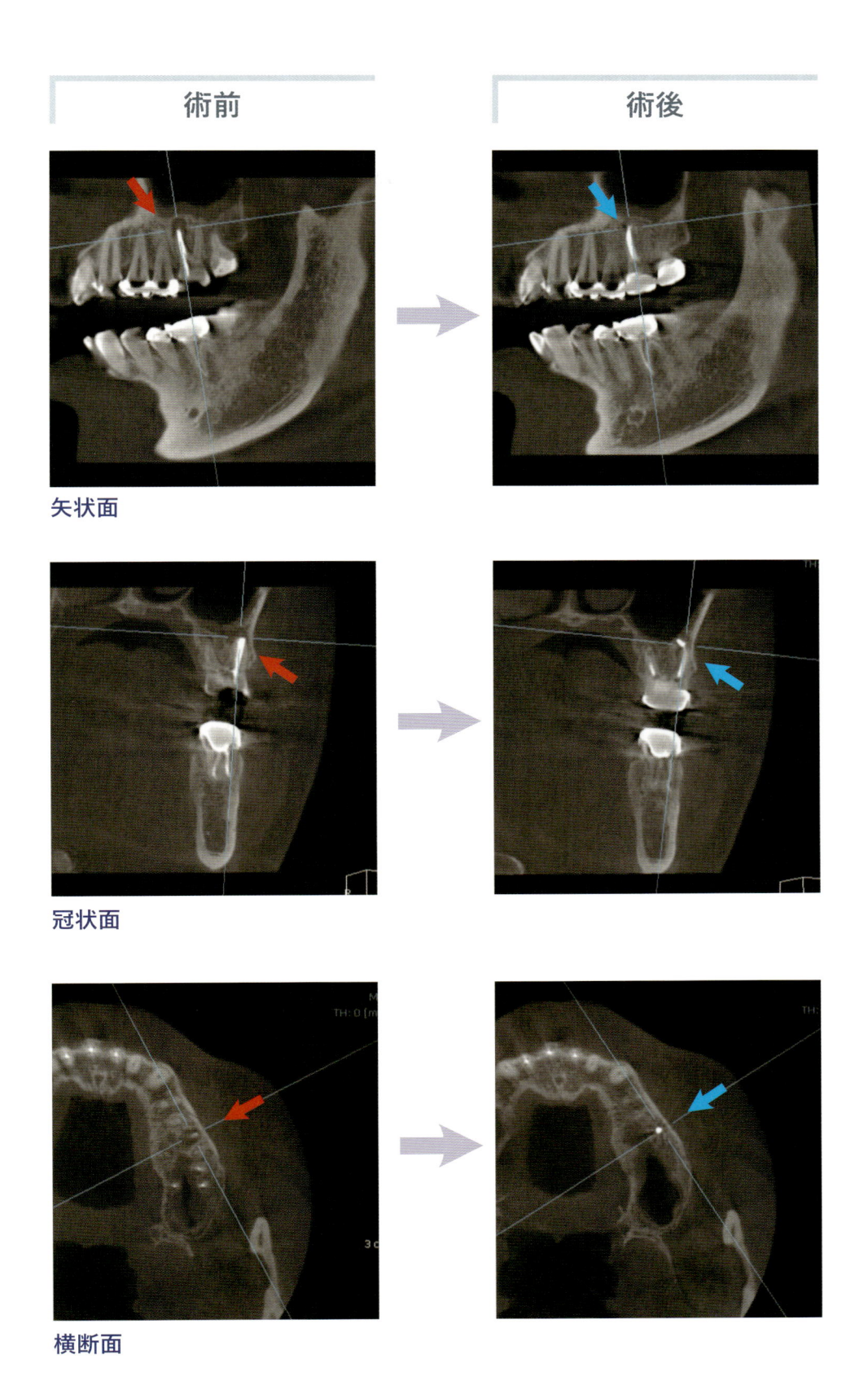

術前

術後

矢状面

冠状面

横断面

case 20

21 根管充塡していない根に根尖病変を形成

既往歴・症状

患者	30 代女性
主訴	上顎右側第一小臼歯根尖部に圧痛。
歯科既往歴	10 年程度前に根管治療を受けた。
所見	CBCT により 2 根であることを確認したが、頬側根の根尖部に根尖病変があり、口蓋根は明らかに根管充塡がなされていなかった。

診断・治療

臨床診断	上顎右側第一小臼歯：急性化膿性根尖性歯周炎および根尖病変
治療	K.SRCT を行った。治療回数は 1 回。上部構造はセレック冠で修復。

予後および考察

予後	術後の CBCT によると、根尖部の透過像は消失し、頬側の骨皮質の再生を認めた。
考察	頬側根の根管充塡に関しては、前医による根尖部付近の穿孔も危惧されたが問題はなく、治癒を認めた。頬側の骨皮質については、慢性炎症によりレントゲン造影性が下がっていたものが、再度、造影性が上がったものと解釈したほうがよいかもしれない。 口蓋根がまったく根管充塡されておらず周囲に透過像があったが、K.SRCT により緊密に封鎖されたことにより透過像が消失したことから、根管の空隙が生体に悪影響を与えると解釈してよいのではないか。2 根の上顎第一小臼歯は 20％とされているが（59 ページ参照）、2 根の歯牙に根尖病変がある場合、単純レントゲン撮影ではどちらの根が主たる原因なのか、偏心投影をしたとしてもわかりにくい。根尖病変の診断には、CBCT が非常に有効なのである。

治療 Data

部位 ▶上顎右側第一小臼歯
術前 CT ▶ 2012/08/30　根治開始日 ▶ 2012/09/03　根充日 ▶ 2012/09/04
根治回数 ▶ 1 回　術後 CT ▶ 2014/04/12　経過日数 ▶ 1 年 7 か月

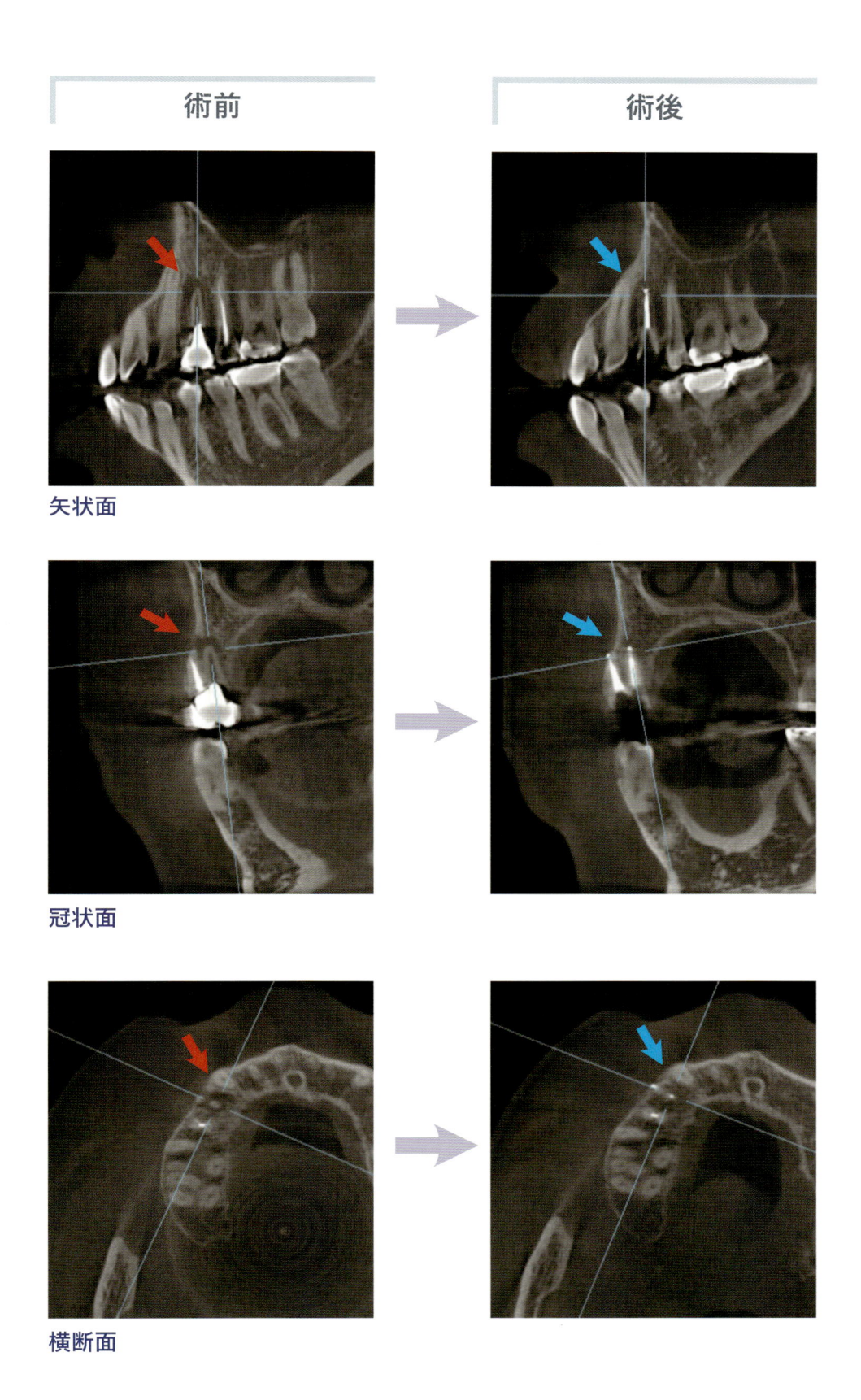

術前　術後

矢状面

冠状面

横断面

case 21

典型的な根尖病変にパッドを形成し治癒

既往歴・症状

患者	40代男性
主訴	左下で咬むと違和感がある。
歯科既往歴	下顎左側第一大臼歯はクラウンとなっているが治療時期は不明。
所見	CBCTによると、下顎左側第一大臼歯の根尖部に円形のレントゲン透過像を認めた。

診断・治療

臨床診断	下顎左側第一大臼歯：急性化膿性根尖性歯周炎
治療	K.SRCTを行った。3回来院。

予後および考察

予後	3年9か月後に反対側の下顎右側第一大臼歯の歯根破折が疑われた際に撮影したCBCTでは、根尖部に認められたレントゲン透過像は消失しており、安定した状態であった。
考察	日常的によく遭遇する症例だが、当院へ転院して来る患者さんらによると、毎週通って半年程度の治療期間を要している例も少なくないという。治療のゴールが見えていないからだろう。また、患者さんの側は、根管治療にはそれくらいの期間がかかり、そのほうが丁寧だと思っている場合も多い。K.SRCTは緊密な根充ができさえすれば、治療回数は少ないほどよいと考えている。根管内を貼薬で消毒する概念はなく、治療回数が多いほど逆に細菌を繁殖させると考えるからである。

治療 Data	部位 ▶下顎左側第一大臼歯
	術前CT ▶2012/09/21　根治開始日 ▶2012/10/13　根充日 ▶2012/11/04
	根治回数 ▶3回　術後CT ▶2016/08/27　経過日数 ▶3年9か月

術前	術後

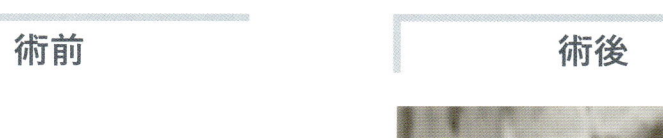

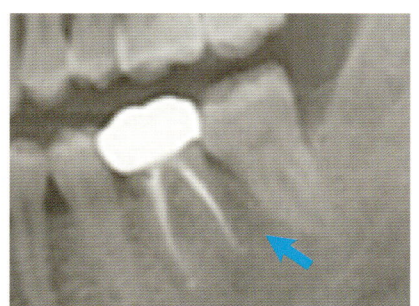

デジタル X 線

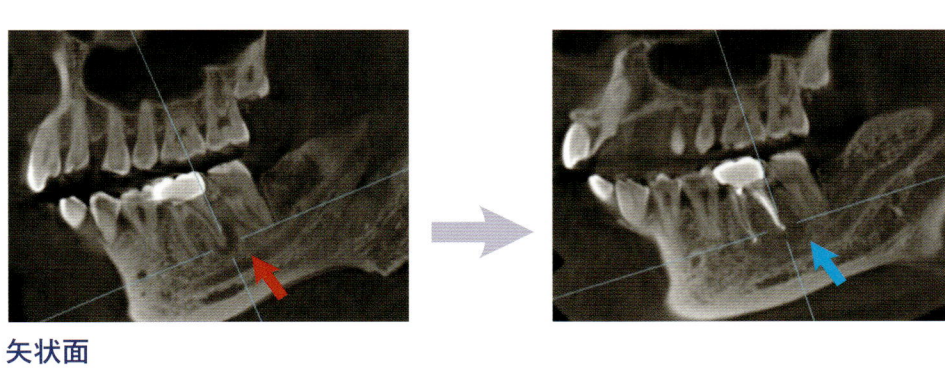

矢状面

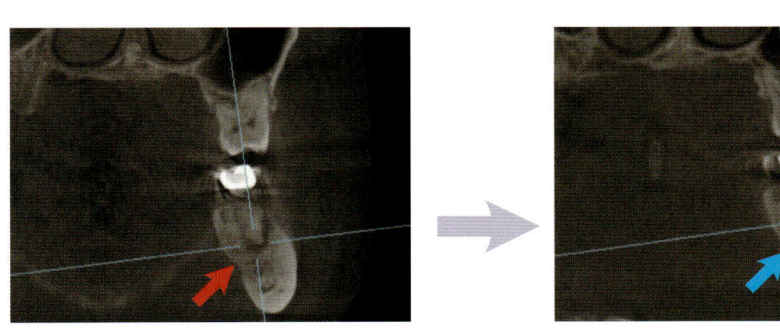

冠状面

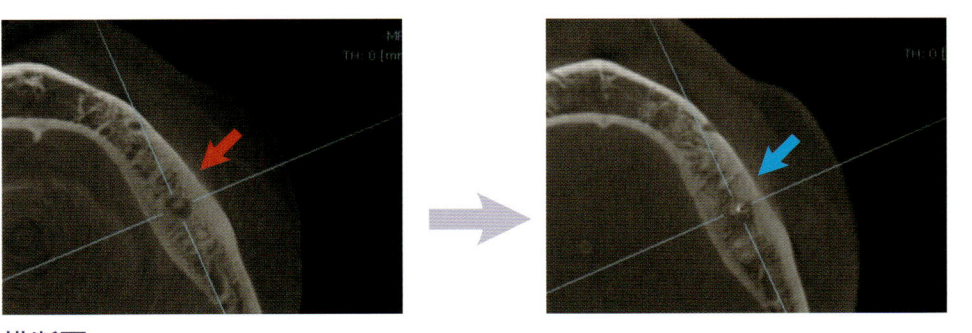

横断面

既往歴・症状

患者	50 代女性
主訴	右上の前歯に違和感がある。
歯科既往歴	数年前にレジン充填の治療を受けていた。
所見	CBCT によると、上顎右側側切歯の根尖部にレントゲン透過像が認められた。

診断・治療

臨床診断	上顎右側側切歯：慢性化膿性根尖性歯周炎
治療	K.SRCT を行った。治療回数 2 回。

予後および考察

予後	1 年 10 か月後の CBCT によれば、根尖部の透過像は消失していた。
考察	根管形成、根管充填ともに指標が明確であるため、経験の浅い歯科医師でも良質な根管治療が行える K.SRCT のメリットを証明できたと思える症例。この治療を行ったのは研修医として当会に来た歯科医師であり、直線的な根管であれば K.SRCT に多くの経験は不要なのだ。私が歯科医師に成り立ての頃は、根尖病変が改善するような根管治療はできなかった。本症例は根管治療は根管の拡大形成による機械的な細菌の除去よりも、根尖の緊密な封鎖が重要であることを示唆している。

治療 Data

部位 ▶上顎右側側切歯
術前 CT ▶ 2014/12/25　根治開始日 ▶ 2014/12/26　根充日 ▶ 2015/01/08
根治回数 ▶ 2 回　術後 CT ▶ 2016/11/01　経過日数 ▶ 1 年 10 か月

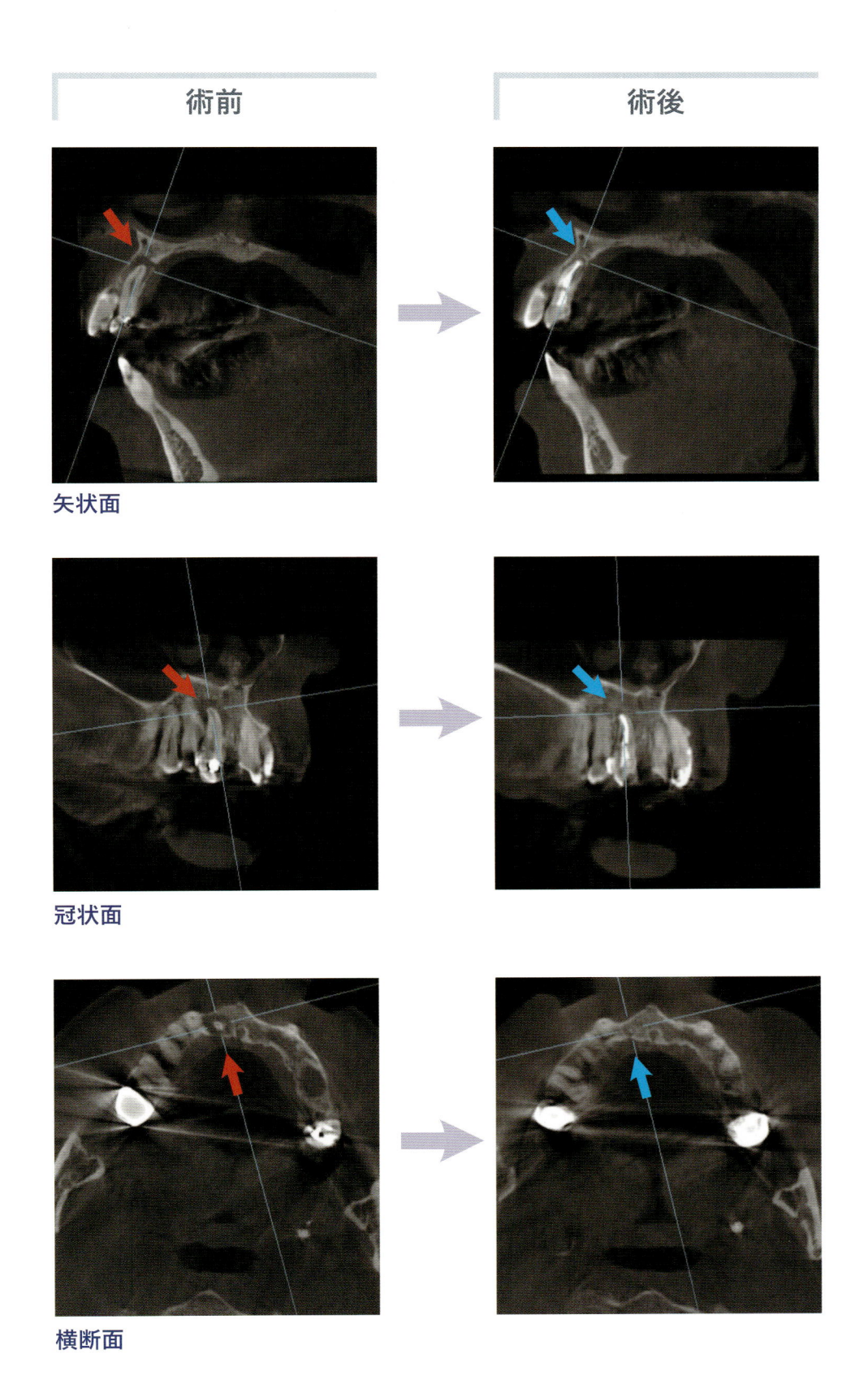

術前 → 術後

矢状面

冠状面

横断面

既往歴・症状

患者	20 代女性
主訴	右上の歯茎が腫れた。
歯科既往歴	上顎右側第一大臼歯は数年前に根管治療を受けた。
所見	CBCT によると、上顎右側第一大臼歯の口蓋根を中心に上顎洞内におよぶレントゲン不透過像を認めた。また、咬合痛や打診痛も著明であった。

診断・治療

臨床診断	上顎右側第一大臼歯：急性化膿性根尖性歯周炎。
治療	K.SRCT を行った。治療回数 3 回。

予後および考察

予後	術後約 3 か月の CBCT によると、上顎洞粘膜の肥厚も消失し、周囲骨の再生も認められた。
考察	根充後の単純レントゲン撮影により、パッドの形成が確認できなかったため、CBCTで撮影した。根管充塡までに 2 回治療（根管拡大と洗浄）を行い、3 回目に根管充塡を行った直後の CBCT で、明らかな上顎洞粘膜の肥厚の改善が認められた。緊密な根管充塡とともに根管洗浄の重要性を再確認した症例である。

治療 Data	部位 ▶上顎右側第一大臼歯　術前 CT ▶2018/01/05　根治開始日 ▶2018/01/06
	根充日 ▶2018/01/23　根治回数 ▶3 回　根管充塡時 CT ▶2018/01/23
	術後 CT ▶2018/04/17　経過日数 ▶3 か月弱

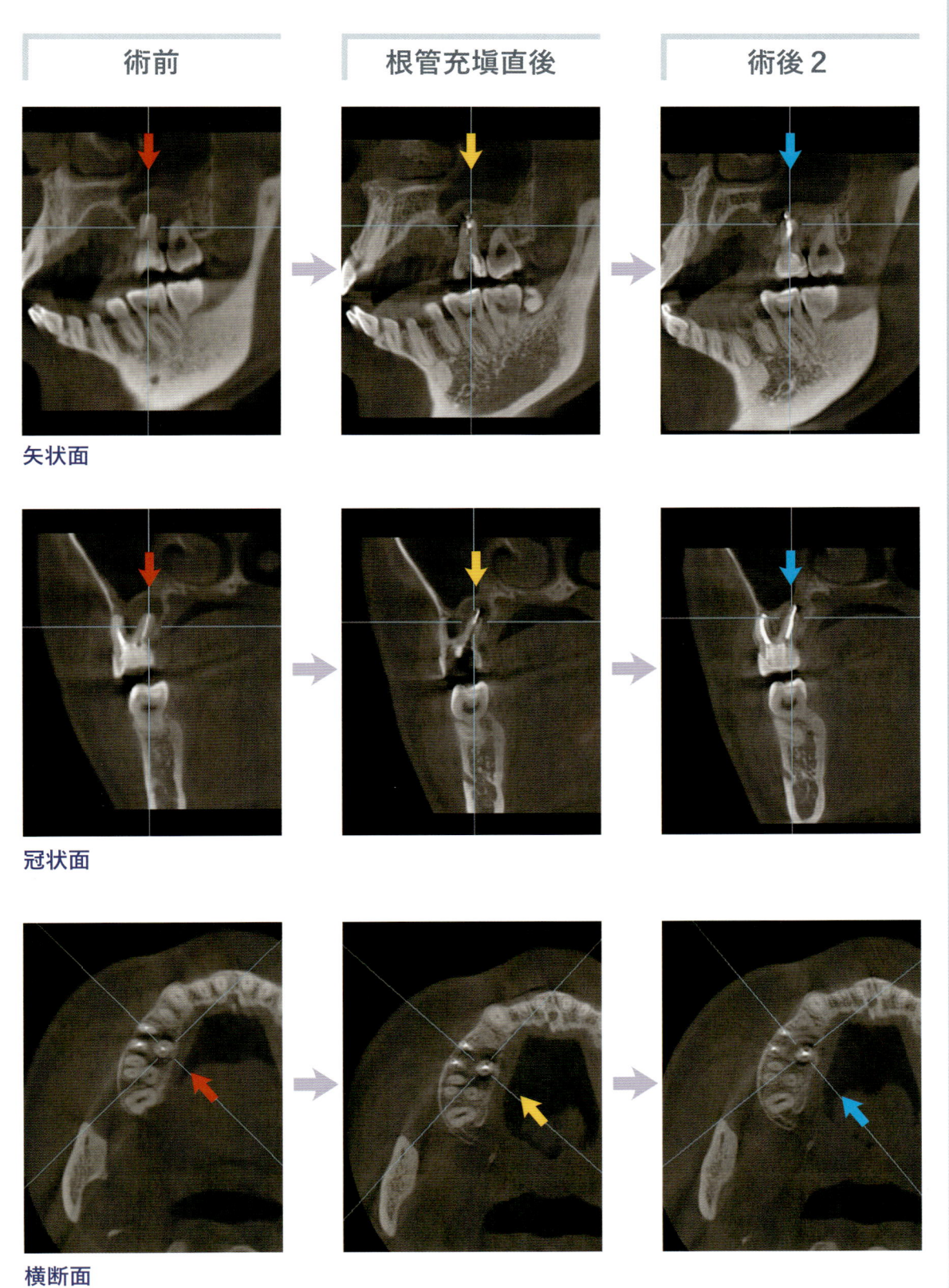

術前　　　　　根管充填直後　　　　　術後2

矢状面

冠状面

横断面

25 感染根管処置後7年の症例

既往歴・症状

患者	40代女性
主訴	以前に治療を受けた奥歯で咬めない。
歯科既往歴	不明
所見	下顎右側第一大臼歯の根尖にレントゲン透過像を認めた。歯牙動揺度2。

診断・治療

臨床診断	下顎右側第一大臼歯：急性化膿性根尖性歯周炎
治療	K.SRCTを行った。通院回数5回。

予後および考察

予後	治療後7年経過したが、根尖部の透過像はほぼ認めない。また、機能的にも問題はない。
考察	レントゲン写真において歯根の周囲にハレーションを起こしたような画像は、歯根破切の場合が多いと思われる。本症例においても同様な画像を認めたが、歯根破折である確証がないために感染根管処置を行った。その結果、根尖病変は消失し安定した状態を得ることができた。また、術前には舌側の骨皮質にもレントゲン透過性が認められたが、根尖孔までの緊密な充塡により皮質骨まで回復した。パッド形成は、いわゆるオーバー根充の状態だが、やはり根尖の封鎖がいかに大事かを示唆したものと考える。

治療 Data	部位 ▶下顎右側第一大臼歯
	術前CT ▶2010/09/07　根治開始日 ▶2010/09/21　根充日 ▶2010/10/18
	根治回数 ▶5回　術後CT ▶2017/12/06　経過日数 ▶7年1か月

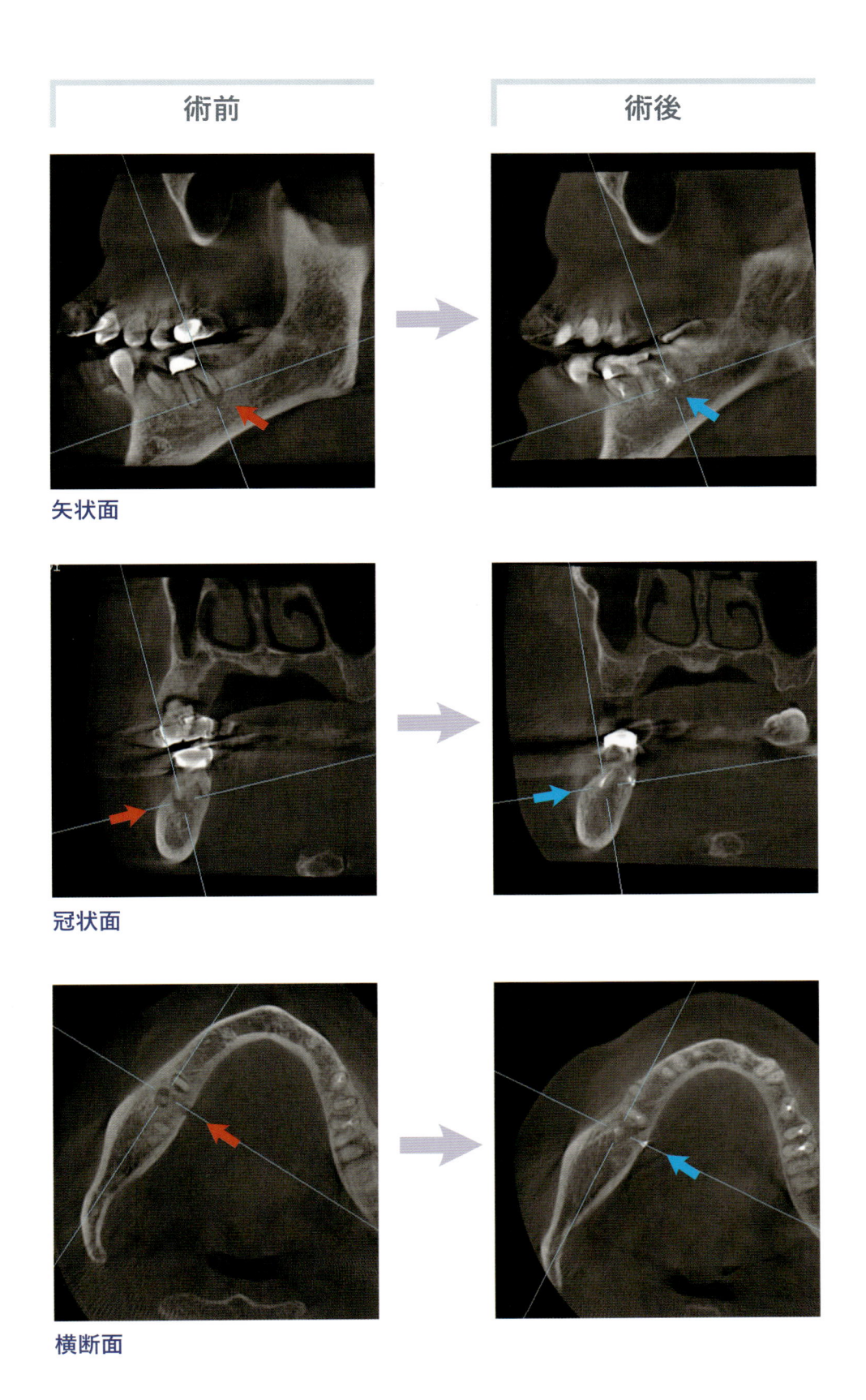

術前 術後

矢状面

冠状面

横断面

既往歴・症状

患者	40代女性
主訴	左下の奥で咬むと痛い。
歯科既往歴	下顎左側第二大臼歯はインレーにより修復されていた。治療時期は不明。
所見	下顎左側第二大臼歯は、CBCTによると根尖病変を認めた。根尖病変は下歯槽神経の直上にあった。

診断・治療

臨床診断	下顎左側第二大臼歯：慢性化膿性根尖性歯周炎
治療	K.SRCTを行った。治療回数3回。

予後および考察

予後	根管充塡後に知覚麻痺などが生じることはなく、また咬合痛も消失し、イーマックスにて補綴を行った。
考察	下顎第二大臼歯の根尖部に接して下歯槽神経が走行している場合が稀にある。多くは頬舌的に近接していないが、本症例ではCBCTで根尖病変の真下に下歯槽管を認めた。このような症例は、ファイリングに際して根尖から突き出さない注意が必要であり、さらに根管充塡は慎重を期する必要がある。根管充塡材を下歯槽神経に押し出すと知覚麻痺が生じる危険があり、そうなれば外科手術的に摘出しなければならない。本症例は根尖孔がK.SRCTの拡大値の#20だったために、ガッタパーチャの量を通常より減らして根管充塡を試み、少量のパッドを形成して成功基準に達した。ただし、根尖孔がもっと広い場合は、K.SRCTを行ってもガッタパーチャが根尖孔より突き抜けて下歯槽神経内に迷入しかねない。また、側方加圧根管充塡法や、CWCTでも押し出しが考えられるので、抜歯も選択肢と思われる。

治療 Data

部位 ▶下顎左側第二大臼歯

術前CT ▶ 2017/10/27　根治開始日 ▶ 2017/10/27　根充日 ▶ 2017/11/07

根治回数 ▶ 3回　術後CT ▶ 2017/11/07（根充当日）

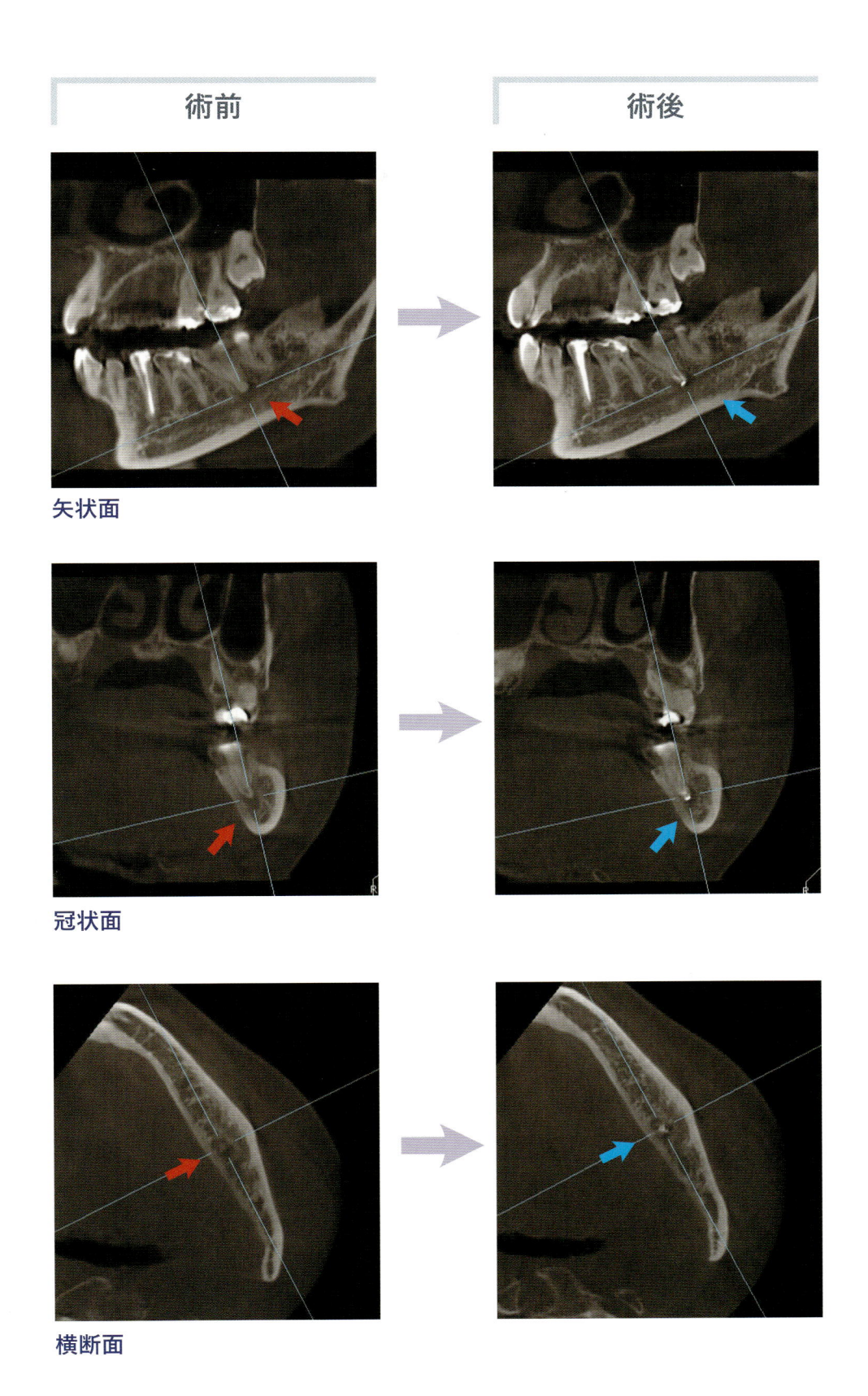

術前	術後

矢状面

冠状面

横断面

既往歴・症状

患者	30代女性
主訴	他医院で前歯の根の治療を受けているが治らない。
歯科既往歴	数か月前から上顎右側側切歯の治療を受けている。
所見	CBCTによると上顎右側側切歯の根尖部には球形の透過像が認められ、根尖部圧痛も有した。根尖孔は #100 程度まで拡大されており、#9 のシルダープラガーが「作業長マイナス3mm」まで入る状態だった。しかも水酸化カルシウムと思われる根管貼薬が根尖から押し出されていた。

診断・治療

臨床診断	上顎右側側切歯：慢性化膿性根尖性歯周炎
治療	K.SRCTを行った。治療回数は2回。

予後および考察

予後	根管充填7か月後の CBCT によると、根尖部透過像は改善し、6年11か月後にはさらに改善し、非常に安定した状態であった。
考察	根管貼薬では症状が消失せず、他医院では対処がわからなかったのだろう。当院では次亜塩素酸ナトリウムで洗浄をして根管充填をしただけである。根管内が過剰切削され、#100 まで根尖が拡大されていたため、根尖付近に圧がかかった状態で充填されないのではないかとの危惧が当初はあり、半年後には骨が再生されたと思われたものの、ガッタパーチャの収縮やシーラーの吸収も考えられ、安定した状態を保てるかという不安が依然あった。しかし、約7年ぶりの CBCT によると、骨の吸収を思わせる透過像の存在は消失し、さらに骨密度の上昇した様子に見受けられた。K.SRCT の治癒力と予後の良好さを証明した一例である。

治療 Data	部位 ►上顎右側側切歯 術前 CT ► 2011/05/24　根治開始日 ► 2011/05/24　根充日 ► 2011/06/16 根治回数 ► 2回　術後 CT ► 2012/01/31、2018/05/22　経過日数 ►約7年

術前	術後（7ケ月）	術後（6年11ケ月）

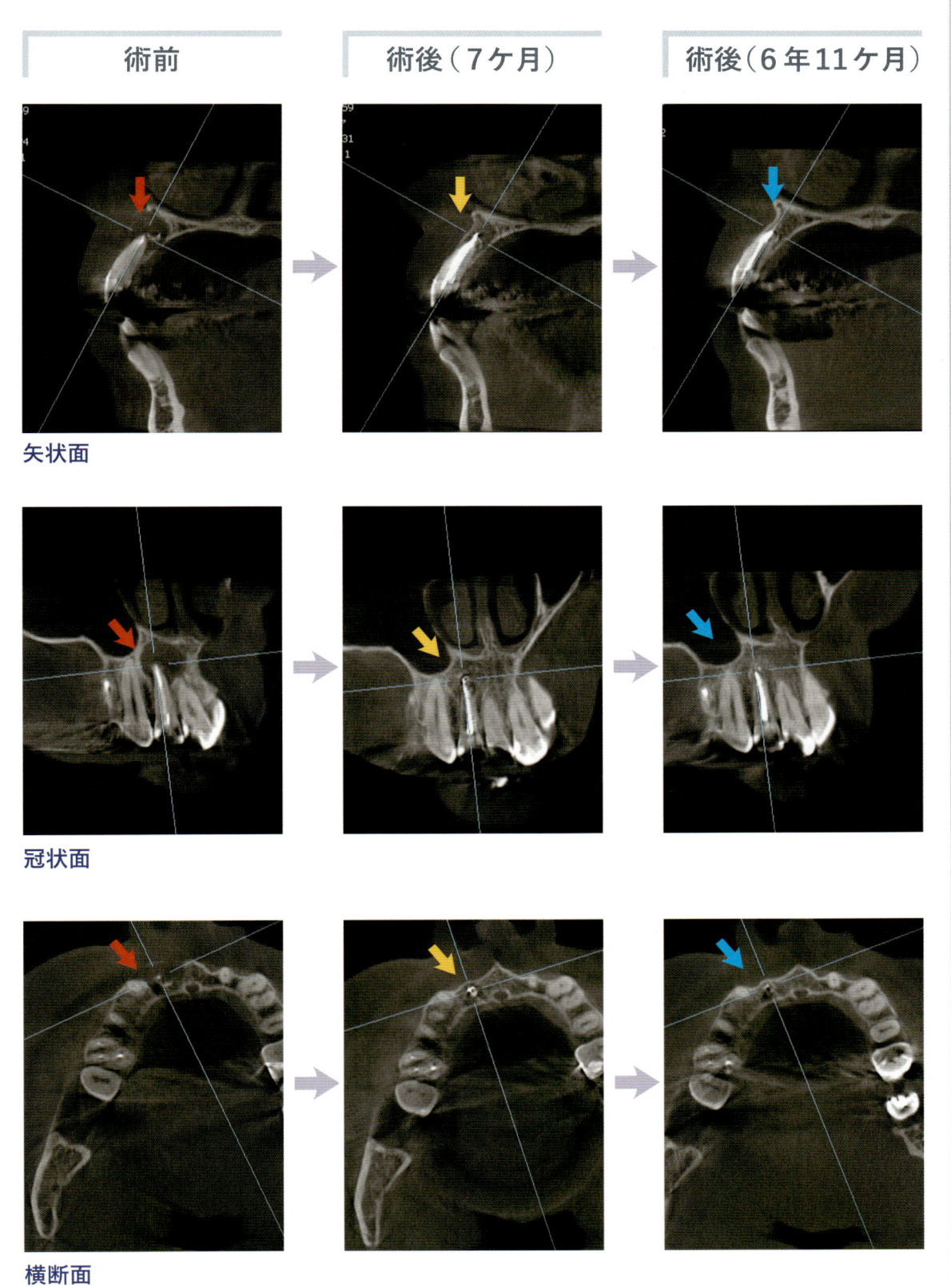

矢状面

冠状面

横断面

症状と治療

症状	２年間、歯周病の治療を行っており、歯肉剥離掻爬術まで行った症例。ポケットは５mm残存。その後、疼痛とともにバイタル反応消失。
治療	改善の期待度は薄かったものの、K.SRCTを行った。

予後および考察

予後	歯周ポケットは３mmに改善。動揺度も改善した。
考察	この患者さんの初診時の歯周ポケットは、臼歯部を中心に６mm以上が存在していた。一連の歯周病初期治療で歯周ポケットはかなり改善したが、下顎右下第一大臼歯には依然として歯周ポケットが残存していた。この歯周ポケットは歯髄の壊死に伴うペリオ病変だった可能性が高かったのではないか。バイタルテストは慎重に行う必要があるという教訓を与えてくれた症例である。

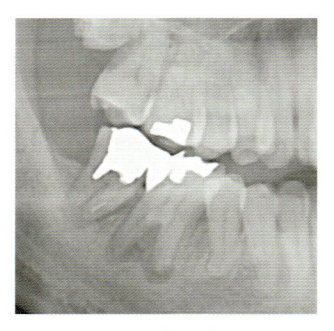
2010/09/13

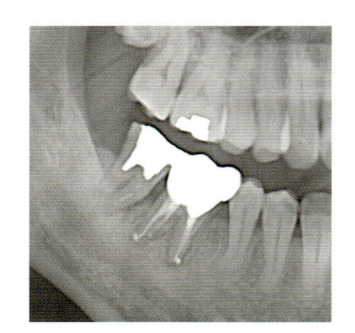
2011/05/23

考察

現代の歯内療法学では、根管内の無菌的処置がいわれる。すでに根管内に細菌が充満している症例の治療はどうするのか？　無菌化するまで根管内を削り、化学的な洗浄を繰り返すのか？

K.SRCT では、できる限り根管内の洗浄はするものの限界はあると考える。根尖を緊密に封鎖し、根管内と周辺組織を遮断することに主眼を置く。図のような下顎小臼歯部の根管はストレート形態が多い。根尖を#20まで拡大し、シルダープラガー#9を入れて「根管長マイナス6mm」となれば、次亜塩素酸ナトリウムと EDTA で洗浄、根管充塡する。所用時間は10分程度。根管充塡後はパッドの形成を確認すればよいだけである。

では、感染根管の即日根充の予後はどうか？　骨内のパッドはなかなか吸収されないが、7年間経過しても根尖病変などは生じていない。根尖孔を封鎖することがいかに大事かを示唆する症例である。

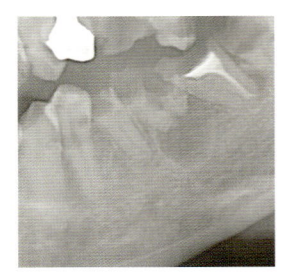
2010/11/01

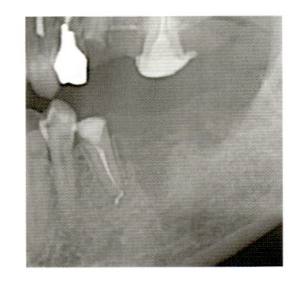
2011/08/02

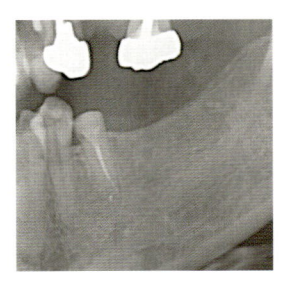
2015/01/08

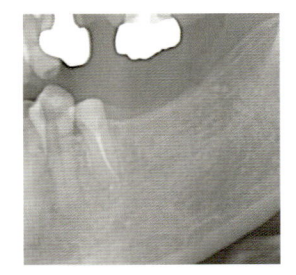
2017/10/19

症状と治療、予後

症状 | 右上の前歯の打診痛を主訴に来院。デンタルＸ線写真を撮影したところ、根尖部にレントゲン透過像は認められなかった。レジン充填もそれほど深い部分まで入っていなかったが、ノンバイタルだった。

考察

このような歯の診断をどうするか考えてしまうことが多い。いつの間にか壊死しているならば、治療しないほうがよい場合があるからだ。診断が重要なことはいうまでもないが、CBCTを撮影すれば悩む必要はまったくない。素人がCBCT画像を見ても、おかしいことがわかるはずだ。皮質骨の厚い人の場合、図のような上顎の前歯や下顎の最後方臼歯部あたりでは、その厚みのためにレントゲン像上の濃淡が出にくいのだ。やはり、CBCTは歯科診療になくてはならない装置だといえよう。

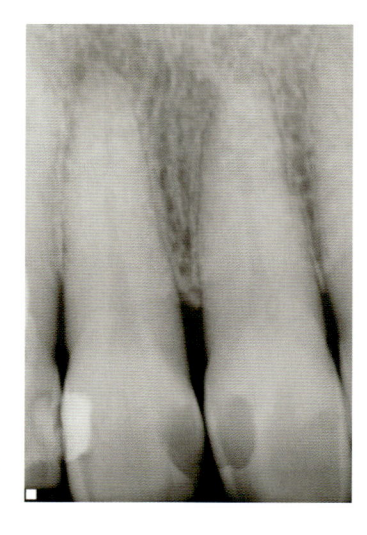
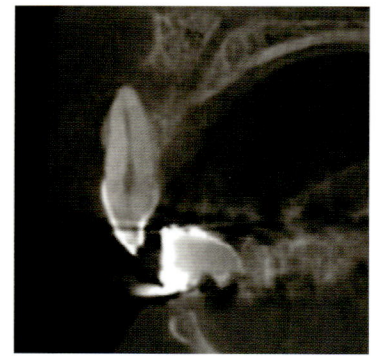

図1
デンタルだけを見ると、失活しているような、いないような感じの透過像だが、CBCTを撮ってみると一目瞭然である。

31 歯根の中間より先で2根に分岐

考察

2本以上の根管を有する複根歯では、2本の根管が途中で合流していたり、分離したり、そのバリエーションはさまざまだ。

このケースのように、歯根の中間あたりで分岐する場合は、どのような根管充填法を採用しようとも、マイクロスコープは必須だといえる。根管口にファイルを挿入する際、勘に頼るのではなく、しっかり確認する必要があるからだ。分岐してる部分が根尖より6mm以内なら、1本のガッタパーチャを根管内に挿入して押せば、根管充填は問題なく成功する。しかし、分岐が根尖よりも6mm以上歯頚部寄りにあり根尖が独立をしている場合は、それぞれの根管内にガッタパーチャを充填しなければならない。

図のような症例では、一方の根管は充填に成功しても、他方が緊密に充填できていなければ、根尖病変を生じる可能性があることはいうまでもない。

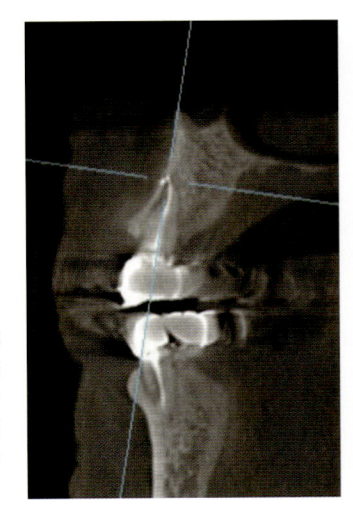 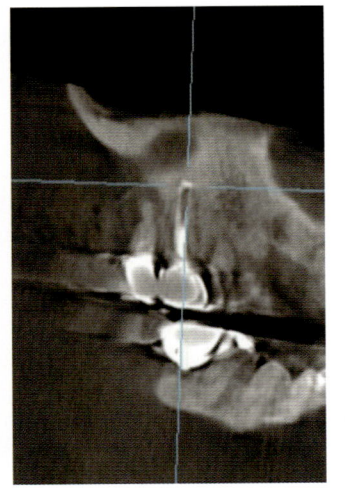

図1
根の分岐部が、根の中間部あたりにあると、5mm程度に切ったガッタパーチャをキャリアで、各々の根管に入れてゆくのは、難しい場合が多い。

考察

根管治療の目標は症状を解消することであり、根尖病変を生じさせないことである。そのうえで過剰拡大によって歯質の強度を落とすことは避けなければならない。K.SRCT において根尖部付近でのNiTi ファイルやピーソーリーマーの使用を戒めているのは、歯質を削りすぎないためだ。

下図は、K.SRCT に見られる典型的なレントゲン像である。根尖に形成されたパッド、過剰切削を避けた根管形成に注目していただきたい。

前述したように、CBCT の場合は充填材の造影成分によりアーチファクトを生じるため実際の根管よりも太く見えるが、デンタルX線では正確に見ることができる。

下の図を見ると、口蓋根では根尖孔は根尖と一致しておらず、根尖部付近での分枝が認められる。また、近心頬側根に MB2 はなかったが、根尖部付近でかなり分枝していることがわかる。このように分枝している歯で側方加圧根管充填法を採用した場合は、分枝の封鎖がなされていないことが多い。

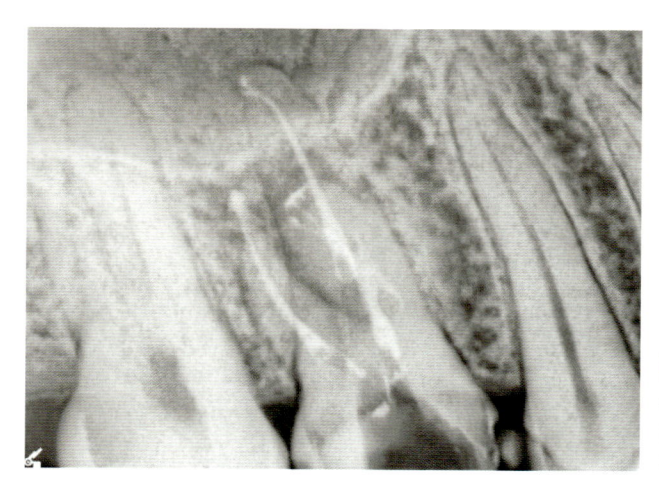

図1
根管内の切削量は非常に少なく、根尖孔付近にパッドを形成する。

考察

本症例で示すのも K.SRCT の特徴が如実に現れた根管充填後のデンタルX線写真である。根管形成において、根尖部の拡大形成にロータリーファイルを使用しないため、CWCT よりも歯質の切削量は少なく、拡大サイズの小さな根尖部には圧がかかりやすく緊密に封鎖できる。繰り返しになるが、パッドが形成されていれば根尖の封鎖が確認できるのが K.SRCT の特徴である。根充後は CBCT に頼らなくても撮影する角度を変えることにより確認できる。

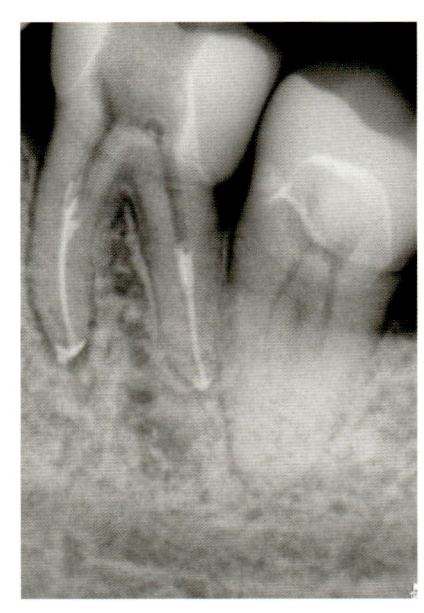

近心根が頬側と舌側で重なって見にくい。

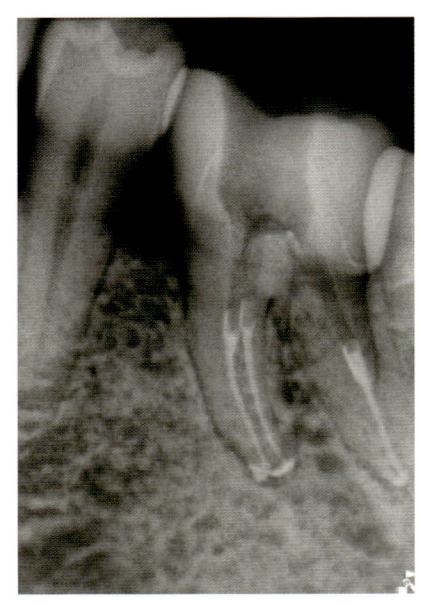

偏心投影をしてみると、両方の根尖にパッドが形成されていることがしっかりと確認できた。

INDEX

ス

セ

ソ

タ

チ

あとがき

　私は大学卒業後に大学の口腔外科に勤めた。その頃の口腔外科は抜歯が主たる治療で、抜歯すれば終わりだった。補綴や根管治療のように予後はあまり気にしなくてよいと思っていたからだ。ただ、開業するとなると、そんなことをいうわけにはいかず、根管治療にも従事しなければならなかった。なにを隠そう、開業当時にいちばん嫌いだったのが根管治療だ。まったく自信がなかった。

　大学で習った根管充塡の具備条件の呪縛。根管の無菌化、綿栓の乾燥など、歯科医師国家試験に出題されたわけだから、きっちり守っていたが、いつまで経っても治療は終わらない。そのうち排膿してくる始末で、数か月同じように綿栓交換をしておきながら、今さら抜歯といえず、FC（ホルムクレゾール）など効き目の強そうな薬剤でも入れて除菌しようと貼薬をしても効果はない。仕方ないのでビタペックスなどを根管に入れて、そのなかに側方加圧根管充塡法でガッタパーチャを田植えの稲のように並べていた。

　アピカルシートもなんとなくつくり、運よく綿栓が乾いていたら根管充塡。アクセサリーポイントを詰めてスプレッダーで押しても、緊密な充塡なんてできっこない。最後に加圧するのも及び腰。たぶん、根尖の封鎖はできていないとの思いが強かったからで、押せば根管内の細菌を一挙に根尖から押し出すことになり、患者さんの不快症状が続くことが予想できた。

　それでも、いろいろと改良をして側方加圧根管充塡法をベースとする根管治療を行い続けた。しかし、自分が行った根管治療を 10 年程度経過したあとにレントゲンで見ると、大抵は根尖部に影ができていた。それでも症状がないからよいと思っていた。このような状態では、保険適用外の補綴物を勧めるには腰が引け、開業後 10 年程度まで、失活歯はもっぱら保険治療をしていた。

　転機は今から約 20 年前、2 日コースの根管治療セミナーを名古屋まで受けに行ったことだった。このセミナーを機に根管充塡を側方加圧根管充塡法から垂直加圧根管充塡法に切り替えた。予後はとてもよかった。術後の打診痛はスパッとなくなり、かなりの割合で根尖病変が消失することもわかった。ただ、根管形成に問題があった。あまりに非効率だったのだ。保険治療で行っていたために、医院経営を圧迫するほどではないが大変な経済的な負担となった。それでも真剣に取り組んだが、患者さんから不評だった。治療に時間がかかりすぎたからだ。

　次に行ったのがタービンにつけるロングダイアモンドバーの使用だった。当時、マイク

ロスコープはまだ普及しておらず根管内がよく見えないなかで、非常に切れる直線的な
バーを使うため、削りすぎてしまうことがあった。それでも苦労しながらスキルアップし
て、自分なりに根管治療のノウハウを身につけた。垂直加圧に切り替えてからは、不快症
状が長引くこともなく、根尖病変を形成することがなくなった。やっと根管治療に自信が
ついた時期だった。しかし、この方法は職人芸。経験と勘を要し、その勘どころをほかの
人には言葉で伝えることはできなかった。

　次なる転機は今から9年前の医院の移転だ。勤務医を採用することになったが、そこで
問題になったのが、根管治療法をどう伝えるかだった。彼らは歯学部を卒業して数年、経
験が浅い。その歯科医師に、経験と勘を要するロングダイアモンドバーの使用を教えられ
るわけがない。直線的で長いダイアモンドバーを使えば、一瞬にしてパーフォレーション
を起こしかねない。それでも、この根管治療法はよいという信念で、なんとか教育してい
た。そんなとき、南カリフォルニア大学で行われたセミナーに出席した。セミナーではア
メリカの専門医のあいだで主流となっているCWCTを習った。この方法は切削器具を使
用する順番までマニュアル化されており、あまり頭を使わないといえば失礼だが、勘に頼
らない根管形成ができる。決められたファイルまで拡大形成すれば、あとは根管充填とい
う規格化されたコンセプトで、そこに魅力を感じた。このアメリカの方法と日本の方法を
ドッキングできないかと私は考えた。
　その後の試行錯誤を経て生まれたのがK.SRCTである。

　現在、日本国内で根管治療のセミナーといえば、アメリカなどの大学に数年間行った自
称"専門医"がアメリカ式の根管治療を教えているのが大半だ。私もいくつかのセミナー
を受講してみたが、根尖さえ見つければそれほど難しいものではない根管治療を、やたら
に難しく解説しているように感じた。「一般の開業医は手を出さないほうがよい」という
ような発言を聞くにおよんで、目的は自分たちのブランド化ではないかと思えたほどだ。
一方、健康保険における根管治療の診療報酬があまりにも低いため、開業医の多くも困難
なケースを"専門医"に放り出すことで利益が一致するような方向に進んでいるのでない
か。
　"専門医"の診療所のなかには受診が数か月待ちの状況になっているところもあると聞
く。はたして、これが正常な歯科医療といえるだろうか？　アメリカ式の根管治療をその
ままコピーした治療法が本当に優れているのだろうか？　通常の根管治療が失敗したと
き、"専門医"は外科的根管治療を行えばよいと思っていないだろうか？

　健康保険の診療報酬が上がれば、もう少しはマシになるだろう。しかし、その可能性は

きわめて低い。一般の開業医でも自費でしっかりした根管治療ができればよいのだが、それにはふたつの問題がある。ひとつは混合診療の問題。もうひとつは、自費で根管治療を行う場合に保険診療との差をしっかり打ち出せるかという問題である。

　日本の医療保険制度では混合診療の禁止という大きな建て前がある。歯科においては、唾液検査やテンポラリークラウン、インプラントの位置づけが微妙なラインといえる。このような現状において根管治療を自費診療で行うためには、歯科において唯一混合診療とされない自費診療の冠に関する除外規定（「歯科通知文 第12部歯冠修復及び欠損補綴 通則21」に定められた事項）を利用する以外に道はないと思う。根管治療後にほぼ行う被せ物を自費に決めて、そのなかに根管治療費用を含めるのである。

　もうひとつの問題をクリアすることはさらに難しい。自費で根管治療を行う場合と、保険診療で行う場合の差をしっかりと説明できなければならないからだ。日本人は形のある物に対しては対価を払うが、形のないサービスは無料だと思っている傾向がある。K.SRCTを行う場合、時間をかけ、丁寧に行うなどと説明したら、「それじゃ保険は手抜きか？」といわれかねない。当会では保険外のMTAセメントを主体にしたシーラーを使うことにして、あえて保険適応をさせないようにしている。しかし、K.SRCTは自費でしかできないというブランドが明確に確立されていたらどうだろうか？

　私が目指したいのは、K.SRCTのブランド化である。そのために、K.SRCTというブランドを一般にも広め、ある一定の基準のクリアと骨の再生などの成果が出せた歯科医師を認定医として登録し、公表していくことを考えている。K.SRCTのブランド化に成功すれば、開業医は安い診療報酬でやればやるほど損という状況から脱却できる。国は根管治療費の保険負担が減り、患者さんは将来的に抜歯によるインプラントを避けることができる。「三方よし」の発想である。

　この方法を学ぶ場合、模型や抜去歯牙で徹底的に練習をしてから患者さんに対して施術してほしい。多くの患者さんに咬める喜びを提供できる歯科医師が増えることにこそ、本書出版の意義があると考える。

2018年10月
久保倉 弘孝

K.SRCT
（Kubokura Method Super Root Canal Treatment）
久保倉式スーパー根管治療

2018年10月24日　初版第1刷発行

著者	久保倉 弘孝
発行者	髙階 一博
発行所	日労研 〒 171-0021 東京都豊島区西池袋 5-21-6
TEL	03-6915-2333
FAX	03-6915-2334
デザイン	江藤 亜由美（graphic works）
イラスト	桜井 葉子
編集協力	黒澤 円
印刷・製本	丸井工文社